本书由上海市市级医疗卫生学科建设、东贵荣全国名老中医药专家传承办公室资助出版。

中西医结合诊疗手册系列丛书

中西医结合针灸科临床手册

东贵荣　主编
于致顺　主审

科学出版社
北京

内容简介

本书是从中西医结合临床的角度出发,着重阐述针灸临床治疗疾病的专著,分基础篇和临床篇。基础篇主要介绍基础知识及技法;临床篇主要介绍治疗总则,各科常见病、多发病及养生保健方面的针灸治疗和关键技术。本书对普及和推广针灸知识,提高针灸工作者的技术水平,具有深远的意义。

本书可供针灸专业临床医生、医学院校师生及针灸爱好者等参考使用。

图书在版编目(CIP)数据

中西医结合针灸科临床手册/东贵荣主编.—北京:科学出版社,2018.1
(中西医结合诊疗手册系列丛书)
ISBN 978-7-03-054650-0

Ⅰ.①中… Ⅱ.①东… Ⅲ.①针灸疗法-中西医结合疗法-手册 Ⅳ.①R245-62

中国版本图书馆 CIP 数据核字(2017)第 237775 号

责任编辑:陆纯燕
责任印制:谭宏宇 / 封面设计:殷 靓

科学出版社 出版
北京东黄城根北街16号
邮政编码:100717
http://www.sciencep.com

南京展望文化发展有限公司排版
江苏省句容市排印厂印刷
科学出版社发行 各地新华书店经销
*

2018年1月第 一 版 开本:787×1092 1/32
2018年1月第一次印刷 印张:8
字数:200 000

定价:56.00元

(如有印装质量问题,我社负责调换)

《中西医结合针灸科临床手册》编辑委员会

主　　编　东贵荣

主　　审　于致顺

副 主 编（按姓氏笔画为序）

　　　朱文增　吴耀持　沈卫东
　　　袁　军　裴　建

编　　委（按姓氏笔画为序）

　　　东红升　刘　洋　刘　静
　　　杨　晖　沈特立　宋春华
　　　张素钊　段希栋　焦志华
　　　鲍春龄

学术秘书　张　倩　姜东耀

前　言

针灸作为传统中医学的重要组成部分,以其适应证广泛,操作安全简便,起效快速,疗效确切,深受广大医护人员和患者的喜爱而广泛应用于临床。为适应广大医务工作者和针灸爱好者的需要,编撰一本中西医结合针灸科临床手册,对普及和推广针灸知识,提高针灸工作者的技术水平,具有突出的临床价值和深远的意义。

本书分两篇,内容力求精练,通俗易懂,以适合针灸医务工作者和爱好者学习、临床参考使用。

基础篇,介绍基础知识及技法。基础知识部分介绍经穴149个,奇穴20个,按定位、操作、主治分项叙述:穴位定位采用体表定位法;操作标注针刺角度和深度,以及刺法;主治仅列入主要适应证,不做广泛介绍。技法部分介绍各类常见针法、手法、灸法和其他技法等的操作关键技术及注意事项。

临床篇,首先总述治疗总则,讲解中西医病名命名原则、针灸辨证方法及治法。其次着重介绍各科常见病、多发病及在养生保健方面的针灸治疗,对每种疾病的病因病机、辨证分型、鉴别诊断及其要点做出介绍,并给出针灸治疗方案,为各位读者提供精简、有序、便捷的学习和查阅内容。

本书由上海中医药大学附属岳阳中西医结合医院针灸科东贵荣教授主编,黑龙江中医药大学于致顺教授主审,携5位副主编、10位编委进行细致的编撰工作。本书编写还得益于石程、朱怡、张楠、李毅、陈畅、时慧、陈源俞、周亮等人员的参与和提供编写资料,在此一并致谢。

主　编

2017.6

目 录

前言

基 础 篇

第一章　经络腧穴 ······ 3

第一节　经络与经穴 ······ 3

一、手太阴肺经 ······ 3

二、手阳明大肠经 ······ 5

三、足阳明胃经 ······ 7

四、足太阴脾经 ······ 12

五、手少阴心经 ······ 14

六、手太阳小肠经 ······ 15

七、足太阳膀胱经 ······ 17

八、足少阴肾经 ······ 21

九、手厥阴心包经 ······ 23

十、手少阳三焦经 ······ 25

十一、足少阳胆经 ······ 27

十二、足厥阴肝经 ······ 30

十三、督脉常用腧穴 ······ 32

十四、任脉常用腧穴 ······ 34

第二节　经外奇穴 ······ 36

第二章 刺灸技法

第一节 针法
一、毫针法 …… 41
二、火针法 …… 46
三、芒针法 …… 47
四、电针法 …… 48
五、水针法 …… 50
六、皮内针法 …… 52

第二节 手法
一、行针手法 …… 53
二、毫针补泻手法 …… 55

第三节 灸法 …… 56
一、直接灸 …… 57
二、间接灸 …… 57

第四节 其他技法 …… 58
一、拔罐法 …… 58
二、刮痧法 …… 61

临 床 篇

第一章 治疗总则 …… 67

第一节 中西医疾病命名及其原则 …… 67
一、确立病名准确性的意义 …… 67
二、疾病命名形式及规律 …… 67
三、疾病命名规范化的原则及方法 …… 68

第二节 针灸辨证方法及治法 …… 69
一、针灸临床辨证方法 …… 69
二、针灸临床治法 …… 72

第二章　各论	73
第一节　内科常见病的针灸治疗	73
中风	73
面瘫	78
面肌痉挛	81
头痛	83
面痛	87
眩晕	89
不寐	91
感冒	92
哮喘	94
胃痛	97
呃逆	100
脏器下垂	101
胁痛	108
食道、贲门失弛缓症	110
便秘	112
泄泻	114
腰痛	116
痿证	122
痹证	127
颤证	135
第二节　外科常见病的针灸治疗	138
落枕	138
痔疮	139
肩关节周围炎	140
骨关节炎	142

腱鞘囊肿 ·············· *146*

　　丹毒 ················· *147*

　　足跟痛 ················ *148*

第三节　皮肤科常见病的针灸治疗 ········· *149*

　　荨麻疹 ················ *149*

　　斑秃 ················· *151*

　　神经性皮炎 ·············· *154*

　　毛囊炎 ················ *156*

　　湿疹 ················· *157*

　　带状疱疹 ··············· *160*

　　痤疮 ················· *161*

第四节　妇科常见病的针灸治疗 ·········· *163*

　　月经不调 ··············· *163*

　　痛经 ················· *166*

　　闭经 ················· *168*

　　功能性子宫出血 ············· *170*

　　胎位不正 ··············· *172*

　　绝经前后诸症 ·············· *173*

　　乳腺病 ················ *176*

　　带下病 ················ *179*

第五节　儿科常见病的针灸治疗 ·········· *182*

　　咳嗽 ················· *182*

　　哮喘 ················· *184*

　　积滞 ················· *186*

　　遗尿 ················· *187*

　　小儿惊风 ··············· *189*

　　小儿脑性瘫痪 ············· *191*

注意力缺陷多动障碍 ……………………………… *194*
第六节　五官科常见病的针灸治疗 ……………………… *195*
　　睑腺炎 …………………………………………… *195*
　　急性结膜炎 ……………………………………… *197*
　　近视 ……………………………………………… *198*
　　中心性视网膜炎 ………………………………… *200*
　　白内障 …………………………………………… *202*
　　鼻炎 ……………………………………………… *203*
　　耳鸣、耳聋 ……………………………………… *208*
　　咽喉炎 …………………………………………… *211*
　　牙痛 ……………………………………………… *213*
　　牙龈炎 …………………………………………… *215*
　　扁桃体炎 ………………………………………… *218*
　　干眼症 …………………………………………… *221*
第七节　**男科常见病的针灸治疗** ……………………… *223*
　　遗精 ……………………………………………… *223*
　　阳痿 ……………………………………………… *225*
第八节　**养生保健** ……………………………………… *227*
　　延缓衰老 ………………………………………… *227*
　　脱发 ……………………………………………… *229*
　　戒烟综合征 ……………………………………… *231*
　　慢性疲劳综合征 ………………………………… *233*
　　单纯性肥胖症 …………………………………… *235*

基础篇

第一章 经络腧穴

第一节 经络与经穴

一、手太阴肺经

（一）经脉循行

肺手太阴之脉，起于中焦，下络大肠，还循胃口，上膈属肺。从肺系，横出腋下，下循臑内，行少阴、心主之前，下肘中，循臂内上骨下廉，入寸口，上鱼，循鱼际，出大指之端。其支者，从腕后直出次指内廉，出其端。

（二）经络病候

是动则病，肺胀满，膨膨而喘咳，缺盆中痛，甚则交两手而瞀，此为臂厥。是主肺所生病者，咳，上气，喘渴，烦心，胸满，臑臂内前廉痛厥，掌中热。气盛有余，则肩背痛，风寒，汗出中风，小便数而欠；气虚则肩背痛、寒，少气不足以息，溺色变。

（三）常用腧穴

1. 中府

[定位] 在胸前壁外上方，前正中线旁开6寸*，平第1肋间隙处。

[操作] 向外斜刺或平刺0.5～0.8寸，不可向内深刺，以免伤及肺脏，引起气胸。

---

* 具体参照《针灸学》教材中腧穴的定位方法。

〔主治〕 ① 咳嗽、气喘、胸满痛等肺系病证;② 肩背痛。

2. 尺泽

〔定位〕 在肘横纹中,肱二头肌腱桡侧凹陷处。

〔操作〕 直刺 0.8~1.2 寸,或点刺出血。

〔主治〕 ① 咳嗽、气喘、咯血、咽喉肿痛等肺系实热病证;② 肘臂挛痛;③ 急性吐泻、中暑、小儿惊风等急症。

3. 孔最

〔定位〕 在前臂掌面桡侧,尺泽穴与太渊连线上,腕横纹上 7 寸处。

〔操作〕 直刺 0.5~1 寸。

〔主治〕 ① 咯血、咳嗽、气喘、咽喉肿痛等肺系病证;② 肘臂挛痛。

4. 列缺

〔定位〕 在前臂桡侧缘,桡骨茎突上方,腕横纹上 1.5 寸处,当肱桡肌与拇长展肌腱之间。

〔操作〕 向上斜刺 0.5~0.8 寸。

〔主治〕 ① 咳嗽、气喘、咽喉肿痛等肺系病证;② 头痛、齿痛、项强、口眼㖞斜等头项部疾患。

5. 太渊

〔定位〕 在腕掌侧横纹桡侧,桡动脉的桡侧凹陷中。

〔操作〕 避开桡动脉,直刺 0.3~0.5 寸。

〔主治〕 ① 咳嗽、气喘等肺系病证;② 无脉症;③ 腕臂痛。

6. 鱼际

〔定位〕 在第 1 掌骨中点桡侧,赤白肉际处。

〔操作〕 直刺 0.5~0.8 寸。治小儿疳积可用割治法。

〔主治〕 ① 咳嗽、咯血、咽干、咽喉肿痛、失音等肺系热病;② 小儿疳积。

7. 少商

〔定位〕 在拇指末节桡侧,距指甲角旁 0.1 寸。

［操作］ 浅刺 0.1 寸,或点刺出血。

［主治］ ① 咽喉肿痛、鼻出血等肺系实热病;② 癫狂、昏迷。

二、手阳明大肠经

(一)经脉循行

大肠手阳明之脉,起于大指次指之端,循指上廉,出合谷两骨之间,上入两筋之中,循臂上廉,入肘外廉,上臑外前廉,上肩,出髃骨之前廉,上出于柱骨之会上,下入缺盆,络肺,下膈,属大肠。其支者,从缺盆上颈,贯颊,入下齿中,还出挟口,交人中——左之右、右之左,上挟鼻孔。

(二)经脉病候

是动则病,齿痛,颈肿。是主津液所生病者,目黄,口干,鼽衄,喉痹,肩前臑痛,大指次指痛不用。气有余,则当脉所过者热肿;虚,则寒栗不复。

(三)常用腧穴

1. 商阳

［定位］ 在食指末节桡侧,距指甲角旁 0.1 寸。

［操作］ 浅刺 0.1 寸,或点刺出血。

［主治］ ① 齿痛、咽喉肿痛等五官科疾患;② 热病、昏迷等热证、急症。

2. 三间

［定位］ 微握拳,在食指桡侧,第 2 掌指关节后凹陷处。

［操作］ 直刺 0.3~0.5 寸。

［主治］ ① 齿痛、咽喉肿痛等五官科疾患;② 腹胀、肠鸣等肠腑病证;③ 嗜睡。

3. 合谷

［定位］ 在手背,第 1、第 2 掌骨间,当第 2 掌骨桡侧的中点处。

［操作］ 直刺 0.5~1 寸,针刺时手呈半握拳状。孕妇不宜针。

［主治］ ① 头痛、目赤肿痛、齿痛、鼻出血、口眼㖞斜、耳聋等

头面五官疾病；② 发热恶寒等外感病证,热病无汗或多汗；③ 闭经、滞产等妇产科病证。

4. 阳溪

[定位] 在腕背横纹桡侧,当拇短伸肌腱和拇长伸肌腱之间的凹陷处。

[操作] 直刺0.5～0.8寸。

[主治] ① 手腕痛；② 头痛、目赤肿痛、耳聋的头面五官疾患。

5. 偏历

[定位] 屈肘,在前臂背面桡侧,当阳溪穴与曲池穴连线上,腕横纹上3寸处。

[操作] 直刺或斜刺0.5～0.8寸。

[主治] ① 耳鸣、鼻出血等五官疾患；② 手臂酸痛；③ 腹部胀满；④ 水肿。

6. 手三里

[定位] 在阳溪穴与曲池穴连线上,肘横纹下2寸处。

[操作] 直刺0.8～1.2寸。

[主治] ① 手臂无力、上肢不遂等上肢病证；② 腹痛、腹泻；③ 齿痛、颊肿。

7. 曲池

[定位] 屈肘呈直角,在肘横纹外侧端与肱骨外上髁连线中点。

[操作] 直刺0.5～1寸。

[主治] ① 手臂痹痛、上肢不遂等上肢病证；② 热病；③ 高血压；④ 癫狂；⑤ 腹痛、吐泻等胃肠病证；⑥ 咽喉肿痛、齿痛、目赤肿痛等五官科热性病证；⑦ 瘾疹、湿疹、瘰疬等皮肤科、外科疾患。

8. 臂臑

[定位] 在臂外侧,三角肌止点处,当曲池穴与肩髃穴连线上,曲池穴上7寸。

［操作］　直刺或向上斜刺 0.8～1.5 寸。

［主治］　① 肩臂疼痛不遂、颈项拘挛等肩、颈病证；② 瘰疬；③ 目疾。

9. 肩髃

［定位］　在肩峰端前下缘，当肩峰与肱骨大结节之间，三角肌上部中央。臂外展或平举时，肩部出现两个凹陷，当肩峰前下方凹陷处。

［操作］　直刺或向下斜刺 0.8～1.5 寸。肩周炎者宜向肩关节直刺，上肢不遂者宜向三角肌方向斜刺。

［主治］　① 手臂挛痛、上肢不遂等肩、上肢病证；② 瘾疹。

10. 扶突

［定位］　在喉结旁约 3 寸，当胸锁乳突肌的胸骨头与锁骨头之间。

［操作］　直刺 0.5～0.8 寸。注意避开颈动脉，不可过深。一般不使用电针，以免引起迷走神经反射。

［主治］　① 咽喉肿痛、暴喑、吞咽困难、呃逆等咽喉病证；② 瘿气、瘰疬；③ 咳嗽、气喘；④ 颈部手术针麻用穴。

11. 迎香

［定位］　在鼻翼外缘中点旁开约 0.5 寸，当鼻唇沟中。

［操作］　略向内上方斜刺或平刺 0.3～0.5 寸。

［主治］　① 鼻塞、鼻衄、口㖞等局部病证；② 胆道蛔虫症。

三、足阳明胃经

（一）经脉循行

胃足阳明之脉，起于鼻之交頞中，旁约太阳之脉，下循鼻外，入上齿中，还出挟口环唇，下交承浆，却循颐后下廉，出大迎，循颊车，上耳前，过客主人，循发际，至额颅。其支者，从大迎前，下人迎，循喉咙，入缺盆，下膈，属胃，络脾。其直者，从缺盆下乳内廉，下挟脐，入气街中。其支者，起于胃口，下循腹里，下至气街中而合，以下髀关,抵伏兔,下入膝膑中,下循胫外廉,下足跗,入中指内间。其支者,下膝三寸而别,以下入中指外间。其支者,别跗上,入大趾间,出其端。

(二)经脉病候

是动则病,洒洒振寒,善呻,数欠,颜黑,病至则恶人与火,闻木声则惕然而惊,心欲动,独闭户塞牖而处;甚则欲上高而歌,弃衣而走;贲响腹胀,是为骭厥。是主血所生病者,狂、疟、湿淫、汗出、鼽衄、口㖞、唇胗、颈肿、喉痹、大腹水肿、膝膑肿痛;循膺、乳、气街、股、伏兔、骭外廉、足跗上皆痛,中指不用。气盛,则身以前皆热,其有余于胃,则消谷善饥,溺色黄;气不足,则身以前皆寒栗,胃中寒则胀满。

(三)常用腧穴

1. 承泣

[定位] 目正视,瞳孔直下,当眼球与眶下缘之间。

[操作] 以左手拇指向上轻推眼球,紧靠眶缘缓慢直刺0.5~1.5寸,不宜提插,以防刺破血管引起血肿。出针时稍加按压,以防出血。

[主治] ① 眼睑眴动、迎风流泪、夜盲、近视等目疾;② 口眼㖞斜、面肌痉挛。

2. 四白

[定位] 目正视,瞳孔直下,眶下孔凹陷处。

[操作] 直刺或微向上斜刺0.3~0.5寸,不可深刺,以免伤及眼球,不可过度提插捻转。

[主治] ① 目赤痛痒、眼睑眴动、目翳等目疾;② 口眼㖞斜、三叉神经痛、面肌痉挛等面部病证;③ 头痛、眩晕。

3. 地仓

[定位] 口角旁约0.4寸,上直对瞳孔。

[操作] 斜刺或平刺0.5~0.8寸。可向颊车透刺。

[主治] 口角㖞斜、流涎、三叉神经痛等局部病证。

4. 颊车

[定位] 在下颌角前上方约一横指,按之凹陷处,当咀嚼时咬肌隆起最高点处。

[操作] 直刺 0.3~0.5 寸,或平刺 0.5~1 寸。可向地仓穴透刺。

[主治] 齿痛、牙关不利、颊肿、口角㖞斜等局部病证。

5. 下关

[定位] 耳屏前,下颌骨髁突前方,当颧弓与下颌切迹所形成的凹陷中。合口有孔,张口即闭,宜闭口取穴。

[操作] 直刺 0.5~1 寸,留针时不可做张口动作,以免折针。

[主治] ① 牙关不利、三叉神经痛、齿痛、口眼㖞斜等面口病证;② 耳聋、耳鸣、聤耳等耳疾。

6. 头维

[定位] 在额角发际上 0.5 寸,头正中线旁,距神庭 4.5 寸。

[操作] 平刺 0.5~1 寸。

[主治] 头痛、目眩、目痛等头目病证。

7. 梁门

[定位] 在上腹部,当脐中上 4 寸,距前正中线旁开 2 寸。

[操作] 直刺 0.8~1.2 寸。过饱者禁针,肝大者慎针或禁针,不宜做大幅度提插。

[主治] 纳少、胃痛、呕吐等胃疾。

8. 天枢

[定位] 在腹中部,脐中旁开 2 寸。

[操作] 直刺 1~1.5 寸。

[主治] ① 腹痛、腹胀、便秘、腹泻、痢疾等胃肠病证;② 月经不调、痛经等妇科疾病。

9. 归来

[定位] 在下腹部,当脐中下 4 寸,前正中线旁开 2 寸。

[操作] 直刺 1~1.5 寸。

［主治］ ① 小腹痛、疝气；② 月经不调、带下、阴挺等妇科疾患。

10. 伏兔

［定位］ 在大腿前面,当髂前上棘与髌骨底外缘连线上,髌骨外上缘上6寸。

［操作］ 直刺1～2寸。

［主治］ ① 下肢痿痹、腰痛、膝冷等腰及下肢病证；② 疝气；③ 脚气。

11. 梁丘

［定位］ 屈膝,在髂前上棘与髌骨底外上缘连线上,髌骨底外上缘上2寸。

［操作］ 直刺1～1.2寸。

［主治］ ① 急性胃病；② 膝肿痛、下肢不遂等下肢病证；③ 乳痈、乳痛等乳房疾病。

12. 足三里

［定位］ 在小腿前外侧,当犊鼻下3寸,胫骨前嵴外一横指处。

［操作］ 直刺1～2寸。强壮保健用温灸法。

［主治］ ① 胃痛、呕吐、噎嗝、腹胀、腹泻、痢疾、便秘等胃肠病证；② 下肢痿痹；③ 癫狂等神志病；④ 乳痈、肠痈等外科疾患；⑤ 虚劳诸证,为强壮保健要穴。

13. 上巨虚

［定位］ 在小腿前外侧,当犊鼻穴下6寸,足三里穴下3寸。

［操作］ 直刺1～2寸。

［主治］ ① 肠鸣、腹痛、腹泻、便秘、肠痈、痢疾等胃肠病证；② 下肢痿痹。

14. 条口

［定位］ 上巨虚穴下2寸。

［操作］ 直刺1～1.5寸。

〔主治〕 ①下肢痿痹、转筋;②肩臂痛;③脘腹疼痛。

15. 下巨虚

〔定位〕 上巨虚穴下3寸。

〔操作〕 直刺1～1.5寸。

〔主治〕 ①腹泻、痢疾、小腹痛等胃肠病证;②下肢痿痹;③乳痈。

16. 丰隆

〔定位〕 在小腿前外侧,当外踝尖上8寸,条口穴外1寸,胫骨前嵴外两横指(中指)处。

〔操作〕 直刺1～1.5寸。

〔主治〕 ①头痛、眩晕;②癫狂;③咳嗽、痰多等痰饮病证;④下肢痿痹;⑤腹胀、便秘。

17. 解溪

〔定位〕 在足背踝关节横纹中央凹陷处,当拇长伸肌腱与趾长伸肌腱之间。

〔操作〕 直刺0.5～1寸。

〔主治〕 ①下肢痿痹、足下垂等下肢、踝关节疾患;②头痛、眩晕;③癫狂;④腹胀、便秘。

18. 内庭

〔定位〕 在足背第2、第3趾间横纹端。

〔操作〕 直刺或斜刺0.5～0.8寸。

〔主治〕 ①齿痛、咽喉肿痛、鼻出血等五官科热性病证;②热病;③吐酸、腹泻、痢疾、便秘等胃肠病证;④足背肿痛、跖趾关节痛。

19. 厉兑

〔定位〕 在第2趾外侧,距趾甲角旁约0.1寸。

〔操作〕 浅刺0.1寸。

〔主治〕 ①鼻出血、齿痛、咽喉肿痛等实热性五官科病证;②热病;③多梦、癫狂等神志疾患。

四、足太阴脾经

（一）经脉循行

脾足太阴之脉，起于大指之端，循指内侧白肉际，过核骨后，上内踝前廉，上腨内，循胫骨后，交出厥阴之前，上循膝股内前廉，入腹，属脾，络胃，上膈，挟咽，连舌本，散舌下。其支者，复从胃别上膈，注心中。脾之大络，名曰大包，出渊腋下三寸，布胸胁。

（二）经脉病候

是动则病，舌本强，食则呕，胃脘痛，腹胀善噫，得后与气，则快然如衰，身体皆重。是主脾所生病者，舌本痛，体不能动摇，食不下，烦心，心下急痛，溏，瘕泄，水闭，黄疸，不能卧，强立，股膝内肿、厥，足大趾不用。脾之大络，实则身尽痛，虚则百节皆纵。

（三）常用腧穴

1. 隐白

[定位] 在足大趾末节内侧，距趾甲角旁 0.1 寸。

[操作] 浅刺 0.1 寸。

[主治] ① 月经过多、崩漏等妇科病；② 便血、尿血等慢性出血证；③ 癫狂、多梦；④ 惊风；⑤ 腹满、暴泻。

2. 太白

[定位] 在足内侧缘，当第 1 跖骨小头后缘，赤白肉际凹陷处。

[操作] 直刺 0.5~0.8 寸。

[主治] ① 肠鸣、腹胀、腹泻、胃痛、便秘等脾胃病证；② 体重节痛。

3. 公孙

[定位] 在足内侧缘第 1 跖骨基底部的前下方，赤白肉际处。

[操作] 直刺 0.6~1.2 寸。

[主治] ① 胃痛、呕吐、腹痛、腹泻、痢疾等脾胃肠腑病证；

② 心烦失眠、狂证等神志病证;③ 逆气里急、气上冲心等冲脉病证。

4. 三阴交

[定位] 在小腿内侧,当内踝上3寸,胫骨内侧面后缘。

[操作] 直刺1~1.5寸。孕妇禁针。

[主治] ① 肠鸣腹胀、腹泻等脾胃虚弱诸证;② 月经不调、带下、阴挺、不孕、滞产等妇产科病证;③ 遗精、阳痿、遗尿等生殖泌尿系统疾患;④ 心悸、失眠、高血压;⑤ 下肢痿痹;⑥ 阴虚诸证。

5. 地机

[定位] 在小腿内侧,当内踝尖与阴陵泉穴的连线上,阴陵泉穴下3寸。

[操作] 直刺1~1.5寸。

[主治] ① 痛经、崩漏、月经不调等妇科疾病;② 腹痛、腹泻等脾胃病证;③ 小便不利、水肿等脾运不化水湿病证。

6. 阴陵泉

[定位] 在小腿内侧,当胫骨内侧髁下方凹陷处。

[操作] 直刺1~2寸。

[主治] ① 腹胀、腹泻、水肿、黄疸、小便不利等脾不运化水湿病证;② 膝痛。

7. 血海

[定位] 屈膝,在髌骨内上缘上2寸,当股四头肌内侧头的隆起处。

[操作] 直刺1~1.5寸。

[主治] ① 月经不调、痛经、闭经等月经病;② 瘾疹、湿疹、丹毒等血热型皮肤病。

8. 大横

[定位] 在腹中部,脐中旁开4寸。

[操作] 直刺1~2寸。

[主治] 腹痛、腹泻、便秘等脾胃病证。

9. 大包

[定位] 在侧胸部腋中线上,当第6肋间隙处。

[操作] 斜刺或平刺0.5～0.8寸。

[主治] ①气喘;②胸胁痛;③全身疼痛;④岔气;⑤四肢无力。

五、手少阴心经

(一)经脉循行

心手少阴之脉,起于心中,出属心系,下膈,络小肠。其支者,从心系,上挟咽,系目系。其直者,复从心系,却上肺,下出腋下,下循臑内后廉,行太阴、心主之后,下肘内,循臂内后廉,抵掌后锐骨之端,入掌内后廉,循小指之内,出其端。

(二)经脉病候

是动则病,嗌干,心痛,渴而欲饮,是为臂厥。是主心所生病者,目黄,胁痛,臑臂内后廉痛、厥,掌中热痛。

(三)常用腧穴

1. 极泉

[定位] 在腋窝正中,腋动脉搏动处。

[操作] 避开腋动脉,直刺或斜刺0.3～0.5寸。

[主治] ①心痛、心悸等心疾;②肩臂疼痛、胸胁疼痛、臂丛神经损伤等痛证;③瘰疬;④腋臭;⑤上肢针麻用穴。

2. 少海

[定位] 屈肘,当肘横纹内侧端与肱骨内上髁连线的中点处。

[操作] 直刺0.5～1寸。

[主治] ①胸痛、癔症等心病、神志病;②肘臂挛痛、臂麻手颤;③头项痛、腋胁部痛;④瘰疬。

3. 通里

[定位] 在前臂掌侧腕横纹上1寸,尺侧腕屈肌腱的桡侧缘。

[操作] 直刺0.3～0.5寸。不宜深刺,以免伤及血管和神经。

留针时,不可做屈腕动作。

［主治］ ① 心悸、怔忡等心病;② 舌强不语,暴喑;③ 腕臂痛。

4. 阴郄

［定位］ 在前臂掌侧腕横纹上 0.5 寸,尺侧腕屈肌腱的桡侧缘。

［操作］ 直刺 0.3~0.5 寸。不宜深刺,以免伤及血管和神经。留针时,不可做屈腕动作。

［主治］ ① 心痛、惊悸等心病;② 骨蒸盗汗;③ 吐血、衄血。

5. 神门

［定位］ 在腕部,腕掌侧横纹尺侧端,尺侧腕屈肌腱的桡侧凹陷处。

［操作］ 直刺 0.3~0.5 寸。

［主治］ ① 心痛、心烦、惊悸、怔忡、健忘、失眠、痴呆、癫狂痫等心与神志病证;② 高血压;③ 胸胁痛。

6. 少冲

［定位］ 在小指末节桡侧,距指甲根角旁 0.1 寸。

［操作］ 浅刺 0.1 寸,或点刺出血。

［主治］ ① 心悸、心痛、癫狂、昏迷等心及神志病证;② 热病;③ 胸胁痛。

六、手太阳小肠经

(一)经脉循行

小肠手太阳之脉,起于小指之端,循手外侧上腕,出踝中,直上循臂骨下廉,出肘内侧两筋之间,上循臑外后廉,出肩解,绕肩胛,交肩上,入缺盆,络心,循咽,下膈,抵胃,属小肠。其支者,从缺盆循颈,上颊,至目锐眦,却入耳中。其支者,别颊上䪼,抵鼻,至目内眦(斜络于颧)。

(二)经脉病候

是动则病,嗌痛,颔肿,不可以顾,肩似拔,臑似折。是主"液"

所生病者,耳聋、目黄、颊肿、颈、颔、肩、臑、肘臂外后廉痛。

(三)常用腧穴

1. 少泽

［定位］ 在小指末节尺侧,距指甲角旁0.1寸。

［操作］ 浅刺0.1寸,或点刺出血。

［主治］ ① 乳痈、乳汁少等乳房疾病;② 昏迷、热病等急症、热证;③ 头痛、目翳、咽喉肿痛等头面五官科病证。

2. 后溪

［定位］ 在手掌尺侧,微握拳,第5掌指关节后尺侧的远侧掌横纹头赤白肉际。

［操作］ 直刺0.5～1寸。治手指挛痛可透刺合谷穴。

［主治］ ① 头项强痛、腰背痛、手指及肘臂挛痛等痛证;② 耳聋、目赤;③ 癫狂痫;④ 疟疾。

3. 腕骨

［定位］ 在手掌尺侧,当第5掌骨基底与钩骨之间的凹陷处,赤白肉际。

［操作］ 直刺0.3～0.5寸。

［主治］ ① 指挛腕痛、头项强痛;② 目翳;③ 黄疸;④ 热病、疟疾。

4. 阳谷

［定位］ 腕背横纹尺侧端,当尺骨茎突与三角骨之间的凹陷处。

［操作］ 直刺0.3～0.5寸。

［主治］ ① 颈颔肿、臂外侧痛、腕痛等痛证;② 头痛、目眩、耳鸣、耳聋等头面五官科病证;③ 热病;④ 癫狂痫。

5. 养老

［定位］ 以手掌面向胸,当尺骨茎突桡侧骨缝凹陷中。

［操作］ 直刺或斜刺0.5～0.8寸。强身保健可用温和灸。

［主治］ ① 目视不明;② 肩、背、肘、臂酸痛。

6. 支正

[定位] 掌心对胸,阳谷穴与小海穴的连线上,腕背横纹上5寸。

[操作] 直刺或斜刺0.5~0.8寸。

[主治] ① 头痛、项强、肘臂酸痛;② 热病;③ 癫狂;④ 疣症。

7. 小海

[定位] 屈肘,当尺骨鹰嘴与肱骨内上髁之间凹陷处。

[操作] 直刺或斜刺0.5~0.8寸。

[主治] ① 肘臂疼痛、麻木;② 癫痫。

8. 天宗

[定位] 肩胛骨冈下窝中央凹陷处,约当肩胛冈下缘与肩胛下角之间的上1/3折点处取穴。

[操作] 直刺或斜刺0.5~1寸。遇到阻力不可强行进针。

[主治] ① 肩胛疼痛、肩背部损伤等局部病证;② 气喘。

9. 颧髎

[定位] 目外眦直下,颧骨下缘凹陷处。

[操作] 直刺0.3~0.5寸,斜刺或平刺0.5~1寸。

[主治] 口眼㖞斜、眼睑瞤动、齿痛、三叉神经痛等面部病证。

10. 听宫

[定位] 耳屏前,下颌骨髁状突的后方,张口时呈凹陷处。

[操作] 张口,直刺1~1.5寸留针时应保持一定的张口姿势。

[主治] ① 耳鸣、耳聋、聍耳等耳疾;② 齿痛。

七、足太阳膀胱经

(一)经脉循行

膀胱足太阳之脉,起于目内眦,上额,交巅。其支者,从巅至耳上角。其直者,从巅入络脑,还出别下项,循肩膊内,挟脊抵腰中,入循膂,络肾,属膀胱。其支者,从腰中,下挟脊,贯臀,入腘中。其支者,从膊内左右别下贯胛,挟脊内,过髀枢,循髀外后廉下合腘中。以下贯腨内,出外踝之后,循京骨至小指外侧。

(二) 经脉病候

是动则病,冲头痛,目似脱,项如拔,脊痛,腰似折,髀不可以曲,腘如结,腨如裂,是为踝厥。是主筋所生病者,痔、疟、狂、癫疾,头囟项痛,目黄,泪出,鼽衄,项、背、腰、尻、腘、腨、脚皆痛,小指不用。

(三) 常用腧穴

1. 睛明

[定位] 目内眦角稍内上方凹陷处。

[操作] 嘱患者闭目,医者右手轻推眼球向外侧固定,左手缓慢进针,紧靠眶缘直刺 0.5~1 寸。遇到阻力时,不宜强行进针,应改变进针方向或退针。不捻转,不提插。出针后按压针孔片刻,以防出血。针具宜细,消毒宜严。禁灸。

[主治] ① 目赤肿痛、流泪、视物不明、目眩、近视、夜盲、色盲等目疾;② 急性腰扭伤、坐骨神经痛;③ 心悸、怔忡。

2. 天柱

[定位] 后发际正中直上 0.5 寸(哑门穴),旁开 1.3 寸,当斜方肌外缘凹陷中。

[操作] 直刺或斜刺 0.5~0.8 寸,不可向内上方深刺,以免伤及延髓。

[主治] ① 后头痛、项强、肩背腰痛等痹证;② 鼻塞;③ 癫狂痫;④ 热病。

3. 风门

[定位] 第 2 胸椎棘突下,旁开 1.5 寸。

[操作] 斜刺 0.5~0.8 寸。

[主治] ① 感冒、咳嗽、发热、头痛等外感病证;② 项强、胸背痛。

4. 肺俞

[定位] 第 3 胸椎棘突下,旁开 1.5 寸。

[操作] 斜刺 0.5~0.8 寸。

[主治] ① 咳嗽、气喘、咯血等肺疾;② 骨蒸潮热、盗汗等阴虚病证。

5. 心俞

[定位] 第5胸椎棘突下,旁开1.5寸。

[操作] 斜刺0.5～0.8寸。

[主治] ① 心痛、惊悸、失眠、健忘、癫痫等心与神志病变;② 咳嗽、吐血;③ 盗汗、遗精。

6. 膈俞

[定位] 第7胸椎棘突下,旁开1.5寸。

[操作] 斜刺0.5～0.8寸。

[主治] ① 呕吐、呃逆、气喘、吐血等上逆之证;② 贫血;③ 瘾疹、皮肤瘙痒;④ 潮热、盗汗;⑤ 血瘀诸证。

7. 肝俞

[定位] 第9胸椎棘突下,旁开1.5寸。

[操作] 斜刺0.5～0.8寸。

[主治] ① 胁痛、黄疸等肝胆病证;② 目赤、目视不明、夜盲、迎风流泪等目疾;③ 癫狂痫;④ 脊背痛。

8. 胆俞

[定位] 第10胸椎棘突下,旁开1.5寸。

[操作] 斜刺0.5～0.8寸。

[主治] ① 黄疸、口苦、胁痛等肝胆病证;② 肺痨、潮热。

9. 胃俞

[定位] 第12胸椎棘突下,旁开1.5寸。

[操作] 斜刺0.5～0.8寸。

[主治] 胃脘痛、呕吐、腹胀、肠鸣等胃疾。

10. 肾俞

[定位] 第2腰椎棘突下,旁开1.5寸。

[操作] 直刺0.5～1寸。

[主治] ① 头晕、耳鸣、耳聋、腰酸痛等肾虚病证;② 遗尿、遗

精、阳痿、早泄、不育等生殖泌尿系统疾患;③ 月经不调、带下、不孕等妇科病证。

11. 大肠俞

[定位] 第4腰椎棘突下,旁开1.5寸。

[操作] 直刺0.8～1.2寸。

[主治] ① 腰腿痛;② 腹胀、腹泻、便秘等胃肠病证。

12. 膀胱俞

[定位] 第2骶椎棘突下,旁开1.5寸。

[操作] 直刺或斜刺0.8～1.2寸。

[主治] ① 小便不利、遗尿等膀胱气化功能失调病证;② 腰骶痛;③ 腹泻、便秘。

13. 次髎

[定位] 第2骶后孔凹陷中,约当髂后上棘与后正中线之间。

[操作] 直刺1～1.5寸。

[主治] ① 月经不调、痛经、带下等妇科病证;② 小便不利;③ 遗精;④ 疝气;⑤ 腰骶痛、下肢痿痹。

14. 委阳

[定位] 在腘横纹外侧缘,当股二头肌腱的内侧。

[操作] 直刺1～1.5寸。

[主治] ① 腹满、小便不利;② 腰脊强痛、腿足挛痛。

15. 委中

[定位] 在腘横纹的中点,当股二头肌肌腱与半腱肌肌腱的中间。

[操作] 直刺1～1.5寸,或用三棱针点刺腘静脉出血。

[主治] ① 腰背痛、下肢痿痹等腰及下肢病证;② 腹痛、急性吐泻;③ 小便不利、遗尿;④ 丹毒。

16. 膏肓

[定位] 第4胸椎棘突下,旁开3寸。

[操作] 斜刺0.5～0.8寸。

［主治］ ① 咳嗽、气喘、肺痨等肺之虚损证；② 肩胛痛；③ 健忘、遗精、盗汗等虚劳诸疾。

17. 承山

［定位］ 在腓肠肌两肌腹之间凹陷的顶端处，约在昆仑穴与委中穴连线之中点。

［操作］ 直刺 1~2 寸。不宜做过强的刺激，以免引起腓肠肌痉挛。

［主治］ ① 腰腿拘急、疼痛；② 痔疾、便秘。

18. 飞扬

［定位］ 昆仑直上 7 寸，承山穴外下方 1 寸处。

［操作］ 直刺 1~1.5 寸。

［主治］ ① 头痛、目眩；② 腰腿疼痛；③ 痔疾。

19. 申脉

［定位］ 外踝直下方凹陷中。

［操作］ 直刺 0.3~0.5 寸。

［主治］ ① 头痛、腰痛、下肢痿痹、外踝痛等痛证、痹证；② 癫痫；③ 小儿惊风。

20. 束骨

［定位］ 第 5 跖骨小头的后缘，赤白肉际处。

［操作］ 直刺 0.3~0.5 寸。

［主治］ ① 头痛、项强；② 腰腿痛；③ 癫痫。

21. 至阴

［定位］ 在足小趾末节外侧，距趾甲角旁 0.1 寸。

［操作］ 浅刺 0.1 寸。胎位不正用灸法。

［主治］ ① 胎位不正、滞产；② 头痛、目痛；③ 鼻塞、鼻衄。

八、足少阴肾经

（一）经脉循行

肾足少阴之脉，起于小指之下，斜走足心，出于然骨之下，循内踝之后,别入跟中,以上腨内,出腘内廉,上股内后廉,贯脊属肾,络膀胱。其直者,从肾上贯肝膈,入肺中,循喉咙,挟舌本。其支者,从肺出,络心,注胸中。

(二)经脉病候

是动则病,饥不欲食,面如漆柴,咳唾则有血,喝喝而喘,坐而欲起,目肮,肮如无所见,心如悬若饥状,气不足则善恐,心惕惕如人将捕之,是为骨厥。是主肾所生病者,口热、舌干、咽肿、上气、嗌干及痛、烦心、心痛、黄疸、肠澼、脊、股内后廉痛、痿、厥、嗜卧、足下热而痛。

(三)常用腧穴

1. 涌泉

[定位] 足趾跖屈时,约当足底(去趾)前1/3凹陷处。

[操作] 直刺0.5～0.8寸。临床常用灸法或药物贴敷。

[主治] ① 昏厥、中暑、小儿惊风、癫狂痫等急症及神志病证;② 头痛、头晕、目眩、失眠;③ 咯血、咽喉肿痛、喉痹等肺系病证;④ 大便难、小便不利;⑤ 奔豚气;⑥ 足心热。

2. 然谷

[定位] 在足内侧缘内踝前下方,足舟骨粗隆下缘凹陷处。

[操作] 直刺0.5～0.8寸。

[主治] ① 月经不调、阴挺、阴痒、白浊等妇科病证;② 遗精、阳痿、小便不利等泌尿生殖系统疾病;③ 咯血、咽喉肿痛;④ 消渴;⑤ 腹泻;⑥ 小儿脐风、口噤。

3. 太溪

[定位] 在足内侧,内踝高点与跟腱后缘连线的中点凹陷处。

[操作] 直刺0.5～0.8寸。

[主治] ① 头痛、目眩、失眠、健忘、遗精、阳痿等肾虚证;② 咽喉肿痛、齿痛、耳鸣、耳聋等阴虚性五官科病证;③ 咳嗽、气喘、咯血、胸痛等肺部疾患;④ 消渴、小便频数、便秘;⑤ 月经不调;⑥ 腰脊痛、下肢厥冷。

4. 大钟

[定位]　在足内侧,太溪穴下0.5寸稍后,当跟腱内缘处。

[操作]　直刺0.3～0.5寸。

[主治]　① 痴呆;② 癃闭、遗尿、便秘;③ 月经不调;④ 咯血、气喘;⑤ 腰脊强痛、足跟痛。

5. 照海

[定位]　在足内侧,内踝高点正下缘凹陷处。

[操作]　直刺0.5～0.8寸。

[主治]　① 失眠、癫痫等精神、神志疾患;② 咽喉干痛、目赤肿痛等五官科热性疾患;③ 月经不调、带下、阴挺等妇科病证;④ 小便频数、癃闭。

6. 复溜

[定位]　在小腿内侧,太溪穴上2寸,当跟腱的前缘。

[操作]　直刺0.5～1寸。

[主治]　① 水肿、汗证等津液输布失调疾患;② 腹胀、腹泻等肠胃疾患;③ 腰脊强痛、下肢痿痹。

7. 俞府

[定位]　锁骨下缘,前正中线旁开2寸。

[操作]　斜刺或平刺0.5～0.8寸,不可深刺,以免伤及心、肺。

[主治]　咳嗽、气喘、胸痛等胸肺疾患。

九、手厥阴心包经

(一)经脉循行

心主手厥阴心包络之脉,起于胸中,出属心包络,下膈,历络三焦。其支者,循胸出胁,下腋三寸,上抵腋下,循臑内,行太阴、少阴之间,入肘中,下臂,行两筋之间,入掌中,循中指,出其端。其支者,别掌中,循小指次指出其端。

(二)经脉病候

是动则病,手心热,臂、肘挛急,腋肿;甚则胸胁支满,心中憺憺大动,面赤,目黄,喜笑不休。是主脉所生病者,烦心,心痛,掌中热。

(三)常用腧穴

1. 天池

[定位] 乳头外侧1寸,当第4肋间隙中。

[操作] 斜刺或平刺0.3～0.5寸,不可深刺,以免伤及心、肺。

[主治] ① 咳嗽、痰多、胸闷、气喘、胸痛等肺、心病证;② 乳痈;③ 瘰疬。

2. 曲泽

[定位] 肘微屈,肘横纹中,肱二头肌的尺侧缘。

[操作] 直刺1～1.5寸;或点刺出血。

[主治] ① 心痛、心悸、善惊等心系病证;② 胃痛、呕血、呕吐等热性胃疾;③ 暑热症;④ 肘臂挛痛。

3. 内关

[定位] 腕横纹上2寸,掌长肌腱和桡侧腕屈肌腱之间。

[操作] 直刺0.5～1寸。

[主治] ① 心痛、胸闷、心动过速或过缓等心疾;② 胃痛、呕吐、呃逆等胃腑病证;③ 中风;④ 失眠、郁证、癫狂等神志病证;⑤ 眩晕证,如晕船、晕车、耳源性眩晕;⑥ 肘臂挛痛。

4. 大陵

[定位] 在腕横纹中央,掌长肌腱和桡侧腕屈肌腱之间。

[操作] 直刺0.3～0.5寸。

[主治] ① 心痛、心悸、胸胁满痛;② 胃痛、呕吐、口臭等胃腑病证;③ 喜、笑、悲、恐、癫、狂、痫等神志病证;④ 肘臂挛痛。

5. 劳宫

[定位] 在掌心横纹中,第2、第3掌骨中间。

[操作] 直刺0.3～0.5寸。

[主治] ① 中风昏迷、中暑等急症;② 心痛、烦闷、癫狂痫等神志疾病;③ 口疮、口臭;④ 鹅掌风。

6. 中冲

［定位］ 在中指尖端的中央。

［操作］ 浅刺 0.1 寸；或点刺出血。

［主治］ 中风昏迷、舌强不语、中暑、昏厥、小儿惊风等急症。

十、手少阳三焦经

（一）经脉循行

三焦手少阳之脉，起于小指次指之端，上出两指之间，循手表腕，出臂外两骨之间，上贯肘，循臑外上肩，而交出足少阳之后，入缺盆，布膻中，散落心包，下膈，偏属三焦。其支者，从膻中，上出缺盆，上项，系耳后，直上出耳上角，以屈下颊至䪼。其支者，从耳后至耳中，出走耳前，过客主人，前交颊，至目锐眦。

（二）经脉病候

是动则病，耳聋，浑浑焞焞，嗌肿，喉痹。是主气所生病者，汗出，目锐眦痛，颊肿，耳后、肩、臑、肘、臂外皆痛，小指次指不用。

（三）常用腧穴

1. 关冲

［定位］ 在无名指尺侧，距指甲角旁 0.1 寸。

［操作］ 浅刺 0.1 寸；或点刺出血。

［主治］ ① 头痛、目赤、耳鸣、耳聋、喉痹、舌强等头面五官科病证；② 热病、中暑。

2. 中渚

［定位］ 在手背，第 4、第 5 掌骨小头后缘之间凹陷中，当液门穴后 1 寸。

［操作］ 直刺 0.3～0.5 寸。

［主治］ ① 头痛、目赤、耳鸣、耳聋、喉痹等头面五官科疾病；② 热病；③ 肩背肘臂酸痛，手指不能屈伸。

3. 阳池

［定位］ 在腕背横纹中，指总伸肌腱尺侧缘凹陷中。

［操作］ 直刺 0.3～0.5 寸。

［主治］ ① 目赤肿痛、耳聋、喉痹等五官科病证；② 消渴、口干；③ 腕痛、肩臂痛。

4. 外关

［定位］ 腕背横纹上 2 寸，尺骨与桡骨之间。

［操作］ 直刺 0.5～1 寸。

［主治］ ① 热病；② 头痛、目赤肿痛、耳鸣、耳聋等头面五官科病证；③ 瘰疬；④ 胁肋痛；⑤ 上肢痿痹不遂。

5. 支沟

［定位］ 腕背横纹上 3 寸，尺骨与桡骨之间。

［操作］ 直刺 0.5～1 寸。

［主治］ ① 便秘；② 耳鸣、耳聋；③ 暴喑；④ 瘰疬；⑤ 胁肋疼痛；⑥ 热病。

6. 肩髎

［定位］ 在肩峰后下方，上臂外展时，当肩髃穴后寸许凹陷处。

［操作］ 直刺 1～1.5 寸。

［主治］ 肩臂挛痛不遂。

7. 翳风

［定位］ 在耳垂后方乳突前下方与下颌角之间的凹陷中。

［操作］ 直刺 0.5～1 寸。

［主治］ ① 耳鸣、耳聋等耳疾；② 口眼㖞斜、面风、牙关紧闭、颊肿等面口病证；③ 瘰疬。

8. 耳门

［定位］ 耳屏上切迹前，下颌骨髁突后缘，张口有凹陷处。

［操作］ 微张口，直刺 0.5～1 寸。

［主治］ ① 耳鸣、耳聋、聤耳等耳疾；② 齿痛、颈颌痛。

9. 丝竹空

［定位］ 眉梢的凹陷处。

[操作] 平刺 0.3~0.5 寸。

[主治] ① 癫痫；② 头痛、目眩、目赤肿痛、眼睑䀮动等头目病证；③ 齿痛。

十一、足少阳胆经

(一) 经脉循行

胆足少阳之脉，起于目锐眦，上抵头角，下耳后，循颈，行手少阳之前，至肩上，却交出手少阳之后，入缺盆。其支者，从耳后入耳中，出走耳前，至目锐眦后。其支者，别锐眦，下大迎，合于手少阳，抵于颛，下加颊车，下颈，合缺盆。以下胸中，贯膈，络肝、属胆，循胁里，出气街，绕毛际，横入髀厌中。其直者，从缺盆下腋，循胸，过季胁，下合髀厌中。以下循髀阳，出膝外廉，下外辅骨之前，直下抵绝骨之端，下出外踝之前，循足跗上，入小指次指之间。其支者，别跗上，入大指之间，循大指歧骨内，出其端；还贯爪甲，出三毛。

(二) 经脉病候

是动则病，口苦，善太息，心胁痛，不能转侧，甚则面微有尘，体无膏泽，足外反热，是为阳厥。是主骨所生病者，头痛，颔痛，目锐眦痛，缺盆中肿痛，腋下肿，马刀、侠瘿，汗出振寒，疟，胸胁、肋、髀、膝外至胫、绝骨、外踝前，及诸节皆痛，小指次指不用。

(三) 常用腧穴

1. 瞳子髎

[定位] 目外眦外侧 0.5 寸，眶骨外缘凹陷中。

[操作] 平刺 0.3~0.5 寸；或三棱针点刺出血。

[主治] ① 头痛；② 目赤肿痛、羞明流泪、内障、目翳等目疾。

2. 听会

[定位] 耳屏间切迹前，下颌骨髁突后缘，张口凹陷处。

[操作] 微张口，直刺 0.5~0.8 寸。

[主治] ① 耳鸣、耳聋、聤耳等耳疾；② 齿痛、口眼㖞斜。

3. 阳白

[定位]　目正视,瞳孔直上,眉上 1 寸。

[操作]　平刺 0.5～0.8 寸。

[主治]　① 前头痛;② 目痛、视物模糊、眼睑瞤动等目疾。

4. 头临泣

[定位]　目正视,瞳孔直上入发际 0.5 寸,神庭与头维连线中点。

[操作]　平刺 0.5～0.8 寸。

[主治]　① 头痛;② 目痛、目眩、流泪、目翳等目疾;③ 鼻塞、鼻渊;④ 小儿惊痫。

5. 风池

[定位]　胸锁乳突肌与斜方肌上端的凹陷中,平风府穴。

[操作]　针尖微向下,向鼻尖斜刺 0.8～1.2 寸,或平刺透风府穴。深部中间为延髓,必须严格掌握针刺的角度与深度。

[主治]　① 中风、癫痫、眩晕等内风所致的病证;② 感冒、鼻塞、鼻衄、目赤肿痛、口眼㖞斜等外风所致病证;③ 头痛、耳鸣、耳聋;④ 颈项强痛。

6. 肩井

[定位]　在肩上,大椎穴与肩峰连线中点。

[操作]　直刺 0.5～0.8 寸。内有肺尖,慎不可深刺;孕妇禁针。

[主治]　① 颈项强痛,肩背疼痛,上肢不遂;② 难产、乳痈、乳汁不下、乳癖等妇产科及乳房疾患;③ 瘰疬。

7. 日月

[定位]　乳头直下,第 7 肋间隙。

[操作]　斜刺或平刺 0.5～0.8 寸。不可深刺,以免伤及脏器。

[主治]　① 黄疸、胁肋疼痛等肝胆病证;② 呕吐、吞酸、呃逆等肝胆犯胃病证。

8. 带脉

[定位]　在侧腹部,第 11 肋游离端直下平脐处。

［操作］ 直刺 1～1.5 寸。

［主治］ ① 月经不调、闭经、赤白带下等妇科经带病证；② 疝气；③ 腰痛、胁痛。

9. 环跳

［定位］ 侧卧屈股,当股骨大转子最高点与骶管裂孔连线的外 1/3 与内 2/3 交点处。

［操作］ 直刺 2～3 寸。

［主治］ ① 腰胯疼痛、下肢痿痹、半身不遂等腰腿疾患；② 风疹。

10. 风市

［定位］ 大腿外侧正中,腘横纹上 7 寸。

［操作］ 直刺 1～1.5 寸。

［主治］ ① 下肢痿痹、麻木及半身不遂等下肢疾患；② 周身瘙痒。

11. 阳陵泉

［定位］ 腓骨头前下方凹陷中。

［操作］ 直刺 1～1.5 寸。

［主治］ ① 黄疸、胁痛、口苦、呕吐、吞酸等肝胆犯胃病证；② 膝肿痛、下肢痿痹及麻木等下肢、膝关节疾患；③ 小儿惊风。

12. 光明

［定位］ 外踝高点上 5 寸,腓骨前缘。

［操作］ 直刺 0.5～0.8 寸。

［主治］ ① 目痛、夜盲、近视、目花等目疾；② 胸乳胀痛；③ 下肢痿痹。

13. 悬钟

［定位］ 外踝高点上 3 寸,腓骨前缘。

［操作］ 直刺 0.5～0.8 寸。

［主治］ ① 痴呆、中风等髓海不足疾患；② 颈项强痛、胸胁满痛、下肢痿痹。

14. 丘墟

[定位] 外踝前下方,趾长伸肌腱的外侧凹陷中。

[操作] 直刺 0.5~0.8 寸。

[主治] ① 目赤肿痛、目翳等目疾;② 颈项痛、腋下肿、胸胁痛、外踝肿痛等痛证;③ 足内翻、足下垂。

15. 足临泣

[定位] 第 4 跖趾关节的后方,足小趾伸肌腱外侧凹陷中。

[操作] 直刺 0.5~0.8 寸。

[主治] ① 偏头痛、目赤肿痛、胁肋疼痛、足跗疼痛等痛证;② 月经不调、乳痈;③ 瘰疬。

16. 足窍阴

[定位] 在第 4 趾末节外侧,距趾甲角旁 0.1 寸。

[操作] 浅刺 0.1 寸;或点刺出血。

[主治] ① 头痛、目赤肿痛、耳鸣、耳聋、咽喉肿痛等头面五官科实热病证;② 胸胁痛、足跗肿痛。

十二、足厥阴肝经

(一) 经脉循行

肝足厥阴之脉,起于大指丛毛之际,上循足跗上廉,去内踝一寸,上踝八寸,交出太阴之后,上腘内廉,循股阴,入毛中,过阴器,抵小腹,挟胃,属肝,络胆,上贯膈,布胁肋,循喉咙之后,上入颃颡,连目系,上出额,与督脉会于巅。其支者,从目系下颊里,环唇内。其支者,复从肝别,贯膈,上注肺。

(二) 经脉病候

是动则病,腰痛不可以俯仰,丈夫㿉疝,妇人少腹肿,甚则嗌干,面尘脱色。是主肝所生病者,胸满,呕逆,飧泄,狐疝,遗溺,闭癃。

(三) 常用腧穴

1. 大敦

[定位] 在足大趾末节外侧,距趾甲角旁约 0.1 寸。

［操作］ 浅刺 0.1～0.2 寸，或点刺出血。

［主治］ ① 疝气、少腹痛；② 遗尿、癃闭、五淋、尿血等泌尿系统病证；③ 月经不调、崩漏、阴缩、阴中痛、阴挺等月经病及前阴病证；④ 癫痫、善寐。

2. 行间

［定位］ 在足背，第 1、第 2 趾间的趾蹼缘后方赤白肉际处。

［操作］ 直刺 0.5～0.8 寸。

［主治］ ① 中风、癫痫、头痛、目眩、目赤肿痛、青盲、口㖞等肝经风热病证；② 月经不调、痛经、闭经、崩漏、带下等妇科经带病证；③ 阴中痛、疝气；④ 遗尿、癃闭、五淋等泌尿系统病证；⑤ 胸胁满痛。

3. 太冲

［定位］ 在足背，第 1、第 2 跖骨结合部之间凹陷中。

［操作］ 直刺 0.5～0.8 寸。

［主治］ ① 中风、癫狂痫、小儿惊风；头痛、眩晕、耳鸣、目赤肿痛、口㖞、咽痛等肝经风热病证；② 月经不调、痛经、经闭、崩漏、带下等妇科经带病证；③ 黄疸、胁痛、腹胀、呕逆等肝胃病证；④ 癃闭、遗尿；⑤ 下肢痿痹、足跗肿痛。

4. 曲泉

［定位］ 屈膝，当膝内侧横纹头上方，半腱肌、半膜肌止端前缘凹陷中。

［操作］ 直刺 1～1.5 寸。

［主治］ ① 月经不调、痛经、带下、阴挺、阴痒、产后腹痛等妇科病证；② 遗精、阳痿、疝气；③ 小便不利；④ 膝髌肿痛、下肢痿痹。

5. 章门

［定位］ 在侧腹部，第 11 肋游离端的下方。

［操作］ 直刺 0.8～1 寸。

［主治］ ① 腹痛、腹胀、肠鸣、腹泻、呕吐等胃肠病证；② 胁

痛、黄疸、痞块等脾胃病证。

6. 期门

[定位] 乳头直下,第6肋间隙,前正中线旁开4寸。

[操作] 斜刺或平刺0.5～0.8寸,不可深刺,以免伤及内脏。

[主治] ① 胸胁胀痛、呕吐、吞酸、呃逆、腹胀、腹泻等肝胃病证;② 奔豚气;③ 乳痈。

十三、督脉常用腧穴

1. 长强

[定位] 跪伏或胸膝位,当尾骨尖端与肛门连线的中点处。

[操作] 紧靠尾骨前面斜刺0.8～1寸;不宜直刺,以免伤及直肠。

[主治] ① 腹泻、痢疾、便血、便秘、痔疮、脱肛等肠腑病证;② 癫狂痫;③ 腰脊和尾骶部疼痛。

2. 腰阳关

[定位] 后正中线上,第4腰椎棘突下凹陷中。

[操作] 向上斜刺0.5～1寸。多用灸法。

[主治] ① 腰骶疼痛,下肢痿痹;② 月经不调、赤白带下等妇科病证;③ 遗精、阳痿等男科病证。

3. 命门

[定位] 后正中线上,第2腰椎棘突下凹陷中。

[操作] 向上斜刺0.5～1寸。多用灸法。

[主治] ① 腰脊强痛、下肢痿痹;② 月经不调、赤白带下、痛经、经闭、不孕等妇科病证;③ 遗精、阳痿、精冷不育、小便频数等男性肾阳不足病证;④ 小腹冷痛、腹泻。

4. 至阳

[定位] 后正中线上,第7胸椎棘突下凹陷中。

[操作] 向上斜刺0.5～1寸。

[主治] ① 黄疸、胸胁胀满等肝胆病证;② 咳嗽、气喘;③ 腰

背疼痛、脊强。

5. 大椎

［定位］ 后正中线上,第 7 颈椎棘突下凹陷中。

［操作］ 向上斜刺 0.5～1 寸。

［主治］ ① 热病、疟疾、恶寒发热、咳嗽、气喘等外感病证；② 骨蒸潮热；③ 癫狂痫、小儿惊风等神志病证；④ 项强、脊痛；⑤ 风疹、痤疮。

6. 哑门

［定位］ 第 1 颈椎下,后发际正中直上 0.5 寸。

［操作］ 正坐位,头微前倾,项部放松,向下颌方向缓慢刺入 0.5～1 寸；不可向上深刺,以免刺入枕骨大孔,伤及延髓。

［主治］ ① 暴喑、舌缓不语；② 癫狂痫、癔症等神志病证；③ 头痛、颈项强痛。

7. 风府

［定位］ 正坐,头微前倾,后正中线上,入后发际上 1 寸。

［操作］ 正坐位,头微前倾,项部放松,向下颌方向缓慢刺入 0.5～1 寸；不可向上深刺,以免刺入枕骨大孔,伤及延髓。

［主治］ ① 中风、癫狂痫、癔症等神志病证；② 头痛、眩晕、颈项强痛、咽喉肿痛、失音、目痛、鼻衄等内、外风为患病证。

8. 百会

［定位］ 后发际正中直上 7 寸,或当头部正中线与两耳尖连线的交点处。

［操作］ 平刺 0.5～0.8 寸；升阳举陷可用灸法。

［主治］ ① 痴呆、中风、失语、瘛疭、失眠、健忘、癫狂痫、癔症等神志病证；② 头风、头痛、眩晕、耳鸣等头面病证；③ 脱肛、阴挺、胃下垂、肾下垂等气失固摄而致的下陷病证。

9. 上星

［定位］ 囟会穴前 1 寸或前发际正中直上 1 寸。

［操作］ 平刺 0.5～0.8 寸。

［主治］ ①头痛、目痛、鼻渊、鼻衄等头面部病证；② 热病、疟疾；③ 癫狂。

10. 神庭

［定位］ 前发际正中直上 0.5 寸。

［操作］ 平刺 0.5～0.8 寸。

［主治］ ① 癫狂痫、失眠、惊悸等神志病证；② 头痛、目眩、目赤、目翳、鼻渊、鼻衄等头面五官科病证。

11. 素髎

［定位］ 鼻尖的正中央。

［操作］ 向上斜刺 0.3～0.5 寸；或点刺出血。

［主治］ ① 昏迷、惊厥、新生儿窒息、休克、呼吸衰竭等急危重症；② 鼻渊、鼻衄等鼻病。

12. 水沟

［定位］ 在人中沟的上 1/3 与下 2/3 交点处。

［操作］ 向上斜刺 0.3～0.5 寸，强刺激；或用指甲掐按。

［主治］ ① 昏迷、晕厥、中风、中暑、休克、呼吸衰竭等急危重症，为急救要穴之一；② 癔症、癫狂痫，急、慢惊风等神志病证；③ 鼻塞、鼻衄、面肿、口㖞、齿痛、牙关紧闭等面鼻口部病证；④ 闪挫腰痛。

十四、任脉常用腧穴

1. 中极

［定位］ 前正中线上，脐中下 4 寸。

［操作］ 直刺 1～1.5 寸。

［主治］ ① 遗尿、小便不利、癃闭等泌尿系统病证；② 遗精、阳痿、不育等男科病证；③ 月经不调、崩漏、阴挺、阴痒、不孕、产后恶露不尽、带下等妇科病证。

2. 关元

［定位］ 前正中线上，脐中下 3 寸。

［操作］ 直刺 1～1.5 寸;多用灸法。孕妇慎用。

［主治］ ① 中风脱证、虚劳冷惫、羸瘦无力等元气虚损病证；② 少腹疼痛、疝气；③ 腹泻、痢疾、脱肛、便血等肠腑病证；④ 五淋、尿血、尿闭、尿频等泌尿系统病证；⑤ 遗精、阳痿、早泄、白浊等男科病；⑥ 月经不调、痛经、经闭、崩漏、带下、阴挺、恶露不尽、胞衣不下等妇科病证。

3. 气海

［定位］ 前正中线上,脐中下 1.5 寸。

［操作］ 直刺 1～1.5 寸;多用灸法。孕妇慎用。

［主治］ ① 虚脱、形体羸瘦、脏气衰惫、乏力等气虚病证；② 水谷不化、绕脐疼痛、腹泻、痢疾、便秘等肠腑病证；③ 小便不利、遗尿等泌尿系统病证；④ 遗精、阳痿、疝气；⑤ 月经不调、痛经、经闭、崩漏、带下、阴挺、产后恶露不止、胞衣不下等妇科病证。

4. 神阙

［定位］ 脐窝中央。

［操作］ 一般不针,多用艾条灸或艾炷隔盐灸法。

［主治］ ① 虚脱、中风脱证等元阳暴脱；② 腹痛、腹胀、腹泻、痢疾、便秘、脱肛等肠腑病证；③ 水肿、小便不利。

5. 下脘

［定位］ 前正中线上,脐中上 2 寸。

［操作］ 直刺 1～1.5 寸。

［主治］ ① 腹痛、腹胀、腹泻、呕吐、完谷不化、小儿疳积等脾胃病证；② 痞块。

6. 中脘

［定位］ 前正中线上,脐中上 4 寸,或脐与胸剑联合连线的中点处。

［操作］ 直刺 1～1.5 寸。

［主治］ ① 胃痛、呕吐、呃逆、腹胀等胃腑病证；② 癫痫。

7. 膻中

[定位] 前正中线上,平第4肋间隙,或两乳头连线与前正中线的交点处。

[操作] 平刺 0.3～0.5 寸。

[主治] ① 咳嗽、气喘、胸闷、心痛、噎膈、呃逆等胸中气机不畅的病证;② 产后乳少、乳痈、乳癖等胸乳病证。

8. 天突

[定位] 在颈部,胸骨上窝正中。

[操作] 先直刺 0.2～0.3 寸,然后将针尖向下,紧靠胸骨柄后方刺入 1～1.5 寸。必须严格掌握针刺的角度和深度,以防刺伤肺和相关动、静脉。

[主治] ① 咳嗽、哮喘、胸痛、咽喉肿痛、暴喑等肺系病证;② 瘿气、梅核气、噎膈等气机不畅病证。

9. 廉泉

[定位] 微仰头,在喉结上方,当舌骨体上缘的中点处。

[操作] 斜刺 0.3～0.5 寸。

[主治] 中风失语、暴喑、吞咽困难、舌缓流涎、舌下肿痛、口舌生疮、喉痹等咽喉口舌病证。

10. 承浆

[定位] 颏唇沟的正中凹陷处。

[操作] 斜刺 0.3～0.5 寸。

[主治] ① 口㖞、齿龈肿痛、流涎等口部病证;② 暴喑;③ 癫狂。

第二节 经外奇穴

1. 四神聪

[定位] 在头顶部,当百会前后左右各 1 寸,共 4 穴。

[操作] 平刺 0.5～0.8 寸。

［主治］ ① 头痛、眩晕、失眠、健忘、癫痫等神志病证；② 目疾。

2. 印堂

［定位］ 在额部，当两眉头的中间。

［操作］ 提捏局部皮肤，平刺 0.3～0.5 寸，或用三棱针点刺出血。

［主治］ ① 痴呆、痫证、失眠、健忘等神志病证；② 头痛、眩晕；③ 鼻衄、鼻渊；④ 小儿惊风、产后血晕、子痫。

3. 太阳

［定位］ 在颞部，当眉梢与目外眦之间，向后约一横指的凹陷处。

［操作］ 直刺或斜刺 0.3～0.5 寸，或点刺出血。

［主治］ ① 头痛；② 目疾；③ 面瘫。

4. 球后

［定位］ 在面部，当眶下缘外 1/4 与内 3/4 交界处。

［操作］ 轻压眼球向上，向眶下缘缓慢直刺 0.5～1.5 寸，不提插。

［主治］ 目疾。

5. 金津、玉液

［定位］ 口腔内，当舌系带两侧静脉上。左为金津，右为玉液。

［操作］ 点刺出血。

［主治］ ① 口疮、舌强、舌肿；② 呕吐、消渴。

6. 牵正

［定位］ 在面颊部，耳垂前 0.5～1 寸处。

［操作］ 向前斜刺 0.5～0.8 寸。

［主治］ 口㖞、口疮。

7. 翳明

［定位］ 在项部，当翳风后 1 寸。

［操作］ 直刺 0.5～1 寸；可灸。

[主治] ① 头痛、眩晕、失眠；② 目疾、耳鸣。

8. 子宫

[定位] 在下腹部，当脐中下4寸，中极旁开3寸。

[操作] 直刺0.8～1.2寸。

[主治] 阴挺、月经不调、痛经、崩漏、不孕等妇科病证。

9. 定喘

[定位] 在背上部，第7颈椎棘突下，旁开0.5寸。

[操作] 直刺0.5～0.8寸。

[主治] ① 哮喘、咳嗽；② 肩背痛、落枕。

10. 夹脊

[定位] 在背腰部，第1胸椎至第5腰椎棘突下两侧，后正中线旁开0.5寸，一侧17穴，左右共34穴。

[操作] 直刺0.3～0.5寸，或用梅花针叩刺。

[主治] 适应范围广，其中上胸部的穴位治疗心肺、上肢疾病；下胸部的穴位治疗胃肠疾病；腰部的穴位治疗腰腹及下肢疾病。

11. 腰眼

[定位] 在腰部，当第4腰椎棘突下，旁开约3.5寸凹陷处。

[操作] 直刺1～1.5寸。

[主治] ① 腰痛；② 月经不调、带下；③ 虚劳。

12. 腰痛点

[定位] 在手背侧，第2、第3掌骨及第4、第5掌骨之间，当腕横纹与掌指关节中点处，一侧2穴，左右共4穴。

[操作] 由两侧向掌中斜刺0.5～0.8寸。

[主治] 急性腰扭伤。

13. 外劳宫

[定位] 左手背侧，当第2、第3掌骨间，掌指关节后约0.5寸处。

[操作] 直刺0.5～0.8寸。

〔主治〕 ① 落枕,手臂肿痛;② 脐风。

14. 八邪

〔定位〕 在手背侧,微握拳,第 1~5 指间,指蹼缘后方赤白肉际处,左右共 8 穴。

〔操作〕 斜刺 0.5~0.8 寸,或点刺出血。

〔主治〕 ① 手背肿痛、手指麻木;② 烦热、目痛;③ 毒蛇咬伤。

15. 四缝

〔定位〕 在第 2~5 指掌侧,近端指关节的中央,一手 4 穴,左右共 8 穴。

〔操作〕 点刺出血或挤出少许黄色透明黏液。

〔主治〕 ① 小儿疳积;② 百日咳。

16. 十宣

〔定位〕 在手十指尖端,距指甲游离缘 0.1 寸(指寸),左右共 10 穴。

〔操作〕 浅刺 0.1~0.2 寸,或点刺出血。

〔主治〕 ① 昏迷;② 癫痫;③ 高热、咽喉肿痛;④ 手指麻木。

17. 鹤顶

〔定位〕 在膝上部,髌底的中点上方凹陷处。

〔操作〕 直刺 0.8~1 寸。

〔主治〕 膝痛、足胫无力、瘫痪。

18. 膝眼

〔定位〕 屈膝,在髌韧带两侧凹陷处。在内侧的称内膝眼,在外侧的称外膝眼(即犊鼻穴)。

〔操作〕 向膝中斜刺 0.5~1 寸,或透刺对侧膝眼。

〔主治〕 ① 膝痛、腿痛;② 脚气。

19. 胆囊穴

〔定位〕 在小腿外侧上部,当腓骨头前下方凹陷处(阳陵泉)直下 2 寸。

［操作］ 直刺1～2寸。

［主治］ ① 急、慢性胆囊炎,胆石症,胆道蛔虫等胆腑病证;② 下肢痿痹。

20. 八风

［定位］ 在足背侧,第1～5趾间,指蹼缘后方赤白肉际处,一足4穴,左右共8穴。

［操作］ 斜刺0.5～0.8寸,或点刺出血。

［主治］ ① 足跗肿痛、趾痛;② 毒蛇咬伤;③ 脚气。

第二章 刺灸技法

第一节 针 法

一、毫针法

（一）针具

毫针法是用毫针针刺穴位以治疗疾病的方法,目前是临床上最常用的针刺方法之一。毫针的构造,分为针尖、针身、针根、针柄、针尾5个部分。毫针的规格,是以针身的直径和长度区分。一般临床以粗细为 0.22 mm、0.25 mm、0.30 mm 和长短为 40 mm、75 mm者最为常用。短毫针主要用于耳穴和浅在部位的腧穴作浅刺。长毫针多用于肌肉丰厚部位的腧穴作深刺;或用于某些腧穴作横向透刺。

（二）毫针刺法

1. **体位选择** 针刺时患者选择适宜的体位,对于腧穴的正确定位、针刺的施术操作、持久的留针,以及防止晕针、滞针、弯针,甚至折针等都有重要的意义。如病重体弱或精神紧张的患者,采用坐位,易使患者感到疲劳,往往易于发生晕针。又如体位选择不当,患者无法保持原位,常因移动体位而造成弯针、滞针,甚至发生折针事故。因此,选择体位以既有利于腧穴的正确定位,又便于针灸的施术操作和较长时间的留针而患者不致疲劳为原则。临床上针刺的常用体位主要有以下几种。

（1）仰卧位：适宜于取头、面、胸、腹部腧穴和上、下肢部分腧穴。

（2）侧卧位：适宜取身体侧面少阳经腧穴和上、下肢部分腧穴。

（3）俯卧位：适宜于头、项、脊背、腰骶部腧穴，下肢背侧及上肢部分腧穴。

（4）仰靠坐位：适宜于取前头、颜面和颈前等部位的腧穴。

（5）俯伏坐位：适宜于取后头和项、背部的腧穴。

（6）侧伏坐位：适宜于取头部的一侧、面颊及耳前、后部位的腧穴。

在临床上除上述常用体位外，对某些腧穴则应根据具体要求采取不同的体位。同时也应注意根据处方所取腧穴的位置，尽可能用一种体位取穴针刺。如因治疗要求和某些腧穴定位的特点而必须采用两种不同体位时，应根据患者的体质、病情等具体情况灵活掌握。对初诊、精神紧张或年老、体弱、病重的患者，应采取卧位，以防患者感到疲劳，甚至发生晕针等。

2. 进针法　进针法指将毫针刺入腧穴皮下的操作方法。在进行针刺操作时，一般多双手协同操作，紧密配合。临床上一般用右手持针操作，主要是拇、食、中指夹持针柄，其状如执笔，故右手称为"刺手"。左手爪切按压所刺部位或辅助针身，故称左手为"押手"。

刺手的作用是掌握针具，施行手法操作。进针时，用指力于针尖，而使针刺入皮肤，行针时便于左右捻转、上下提插和弹震刮搓，以及出针时手法操作等。

押手的作用主要是固定腧穴的位置，夹持针身，协助刺手进针，使针身有所依附，保持针身垂直，力达针尖，以利于进针，减少刺痛和协助调节、控制针感。

具体的进针方法，临床常用有以下几种。

（1）单手进针法：用右手拇、食指持针，中指端紧靠穴位，指腹抵住针体中部，当拇、食指向下用力时，中指也随之屈曲，将针刺入,直至所需的深度。

（2）双手进针法：刺手与押手相互配合将针刺入穴位的方法。常用的双手进针法有以下4种。

1）指切进针法：又称爪切进针法，用左手拇指或食指端切按在腧穴位置上，右手持针，紧靠左手指甲面，将针刺入腧穴。此法适宜于短针的进针。

2）夹持进针法：或称骈指进针法，即用严格消毒的左手拇、食两指夹住针身下端，将针尖固定在所刺腧穴的皮肤表面位置，右手捻动针柄，将针刺入腧穴。此法适应于长针的进针。

3）舒张进针法：用左手食、中两指或拇、食两指将所刺腧穴部位的皮肤向两侧撑开，使皮肤绷紧，右手持针，使针从左手食、中两指或拇、食两指的中间刺入。此法主要用于皮肤松弛部位的腧穴。

4）提捏进针法：用左手拇、食两指将所刺腧穴部位的皮肤提起，右手持针，从捏起的上端将针刺入。此法主要用于皮肉浅薄部位的腧穴，如印堂穴。

（3）管针进针法：利用针管将针刺入穴位的方法。将针先插入用玻璃、塑料或金属制成的比针短0.3寸左右的小针管内，放在穴位皮肤上，左手压紧针管，右手食指对准针柄一击，使针尖迅速刺入皮肤，然后将针管去掉，再将针刺入穴内。此进针法多用于儿童和惧针者。

3.针刺的角度、深度和方向

（1）角度：针刺的角度是指进针时针身与皮肤表面所形成的夹角，它是结合腧穴所在的位置和医者针刺时所要达到的目的而确定的。一般分为以下3种角度。

1）直刺：针身与皮肤表面呈90°垂直刺入。此法适用于人体大部分腧穴。

2）斜刺：针身与皮肤表面呈45°左右倾斜刺入。此法适用于肌肉浅薄处或内有重要脏器，或不宜直刺、深刺的腧穴。

3）平刺：横刺、沿皮刺，是针身与皮肤表面呈15°左右或沿皮以更小的角度刺入。此法适用于皮薄肉少部位的腧穴,如头部的腧穴等。

(2) 深度:针刺的深度是指针身刺入人体内的深浅度,在此仅从患者的体质、年龄、病情、部位等方面做介绍。

1) 年龄:年老体弱,气血衰退,小儿娇嫩,稚阴稚阳,均不宜深刺;中青年身强体壮者,可适当深刺。

2) 体质:对形瘦体弱者,宜相应浅刺;形盛体强者,宜深刺。

3) 病情:阳证、新病宜浅刺;阴证、久病宜深刺。

4) 部位:头面、胸背及皮薄肉少处的腧穴宜浅刺;四肢、臀、腹及肌肉深厚处的腧穴宜深刺。

针刺的角度和深度关系极为密切,一般来说,深刺多用直刺,浅刺多用斜刺、平刺。对天突、风府、哑门等穴,以及眼区、胸背和重要脏器部位的腧穴,尤其应注意掌握好针刺角度和深度。至于不同季节对针刺深浅的影响,也应予以重视。

(3) 方向:"针芒所向,气至病所"。一般针刺的方向针尖向着疾病的部位或病证的部位。

4. 留针与出针

(1) 留针:将针刺入腧穴并施行手法后,使针留置穴内称为留针,留针的目的是加强针刺的作用和便于继续行针施术。一般病证只要针下得气而施以适当的补泻手法后,即可出针或留针10~20分钟。但对一些特殊病证,如急性腹痛、破伤风、角弓反张、寒性、顽固性疼痛或痉挛性病证,即可适当延长留针时间,有时留针可达数小时,以便在留针过程中做间歇性行针,增强、巩固疗效。在临床上留针与否或留针时间的长短,不可一概而论,应根据患者具体病情而定。

(2) 出针:又称起针、退针。在施行针刺手法或留针达到预定针刺目的和治疗要求后,即可出针。出针的方法,一般是以左手拇、食指两指持消毒干棉球轻轻按压于针刺部位,右手持针做轻微的小幅度捻转,并随势将针缓慢提至皮下,静留片刻,然后出针。

出针时,依补泻的不同要求,分别采取"疾出"或"徐出",以及"疾按针孔"或"摇大针孔"的方法出针。出针后,除特殊需要外,都要用消毒棉球轻压针孔片刻,以防出血或针孔疼痛。当针退出后,要仔细查看针孔是否出血,询问针刺部位有无不适感,检查核对针数是否遗漏,还应注意有无晕针延迟反应。

(三)针刺注意事项

1)患者在过于饥饿、疲劳、精神过度紧张时,不宜立即进行针刺。对身体瘦弱、气虚血亏的患者,进行针刺时手法不宜过强,并应尽量选用卧位。

2)妇女怀孕3个月以内者,不宜针刺小腹部的腧穴。怀孕3个月以上者,腹部、腰骶部腧穴皆不宜针刺。至于三阴交、合谷、昆仑、至阴等一些通经活血的腧穴,在怀孕期亦应予禁刺。妇女行经时,若非为了调经,亦慎用针刺。

3)小儿囟门未合时,头顶部的腧穴不宜针刺。

4)常有自发性出血或损伤后出血不止的患者,不宜针刺。

5)皮肤有感染、溃疡、瘢痕或肿瘤的部位,不宜针刺。

6)对胸、胁、腰、背脏腑所居之处的腧穴,不宜直刺、深刺,肝脾肿大、肺气肿患者更应注意。胸、背、腋、胁、缺盆等部位的腧穴,若直刺过深,都有伤及肺脏的可能,使空气进入胸腔,导致创伤性气胸,轻者出现胸痛、胸闷、心慌、呼吸不畅,重者出现呼吸困难、唇甲发绀、出汗、血压下降等症。体格检查时,可见患侧胸部肋间隙变宽,叩诊呈过清音,气管向健侧移位,听诊时呼吸音明显减弱或消失。胸部X线检查见气体多少及肺组织压迫情况等可确诊,对此应及时采取治疗措施。

7)针刺眼区穴和项部的风府、哑门等穴,以及脊椎部的腧穴,要注意掌握一定的角度,不宜大幅度地提插、捻转和长时间留针,以免伤及重要组织器官,产生严重的不良后果。

8)对尿潴留等患者在针刺小腹部的腧穴时,也应掌握适当的针刺方向、角度、深度等,以免误伤膀胱等器官,出现意外事故。

二、火针法

火针法是将特制的金属针烧红,迅速刺入一定部位或穴位上,给人以一定的热性刺激,并快速退出以治疗疾病的方法。

(一)针具

针具多选用能耐用高温、不退火、变形少、不易折、高温下硬度强的钨合金材料制作,形似毫针,但比毫针要粗,针炳多有铜丝缠绕而成。常用的有单头火针、三头火针,单头火针又有粗细不同,可分为细火针(针头直径约 0.5 mm)和粗火针(针头直径约 1.2 mm)。

(二)操作方法

1. 选穴与消毒

(1)选穴:与毫针刺法基本相同,但选穴要少,多以"以痛为腧"的局部取穴法为主。

(2)消毒:针刺前穴位局部皮肤应严格消毒,可先用碘酒消毒,再以乙醇脱碘。

2. 烧针与针刺

(1)烧针:这是使用火针的关键步骤。可先烧针身,后烧针尖,火针烧灼的程度有 3 种,根据治疗需要可将针至白亮、通红或微红。若针刺较深者,需烧至白亮,速进疾出,否则不易刺入,也不易拔出,且有剧痛。若针刺较浅,可烧至通红,速入疾出,轻浅点刺。若针刺表浅,可烧至微红,在表皮部位轻而稍慢的烙熨。

(2)针刺深度:针刺深度应根据病情、体质、年龄和针刺部位的肌肉厚薄、血管深浅、神经分布而定。

(三)临床应用

1. 适用范围　本法主要适用于痹证、慢性结肠炎、阳痿、痛经、痈疽、痔疮、瘰疬、网球肘、腱鞘囊肿、腋臭、象皮腿、疳积、疣和痣等。

2. 注意事项

1)除治疗痔、疣外,面部禁用火针。

2)有大血管、神经干的部位禁用火针。

3) 血友病和有出血倾向的患者禁用火针。

4) 针刺后局部呈现红晕或红肿,应避免洗浴;局部发痒,不宜搔抓,以防感染。

5) 若针刺1~3分深,出针后可不做特殊处理。若针刺4~5分深,出针后用消毒纱布覆盖针孔,用胶布固定1~2天,以防止感染。

6) 对初次接受火针治疗的患者,应做好解释工作,消除恐惧心理,以防止晕针。

三、芒针法

芒针法是用芒针针刺穴位以治疗疾病的方法。

(一) 针具

芒针的结构与毫针一样,分为针尖、针体、针根、针柄、针尾5个部分。目前临床使用的芒针有5寸、6寸、7寸、8寸、10寸、15寸等数种,以长度5~8寸、粗细26~28号的针具最为常见。

(二) 操作方法

1. **进针** 进针采用夹持进针法,应避免或减少疼痛。施术时,一方面要分散患者的注意力,消除恐惧心理;另一方面技术必须熟练,以减少患者疼痛。

2. **手法** 芒针的行针多采用捻转法,要求轻捻缓进,左右交替。捻转的角度不宜过大,一般在180°~360°,行针不可单向捻转,否则针体容易缠绕肌纤维和皮肤,产生疼痛。

(三) 临床应用

1. **适用范围** 本法的适用范围与毫针刺法一样,范围较广。又因为芒针针体较长,适合深刺,故特别适用于毫针刺法难以取效,必须用长针深刺才能见效的疾病。临床常用于血管性头痛、脑血管病、支气管哮喘、溃疡病、胃下垂、关节炎、多发性神经炎、急性脊髓炎、重症肌无力、三叉神经痛、坐骨神经痛、肩周炎、外伤性截瘫、癫痫等。

2. 注意事项

1）对初次接受芒针治疗的患者,应做好思想工作,消除恐惧心理。

2）针刺前必须检查针具,并应选择合适体位,进针后嘱患者不可移动体位,以避免滞针、弯针或断针。

3）选穴宜少,手法宜轻,双手协同,重视押手的作用。

4）针刺动作必须缓慢,切记快速提插,以免造成损伤血管、神经或内脏等。

5）过饥、过饱、过劳、醉酒、年老体弱、孕妇、儿童,以及某些难以配合治疗的患者忌针。

6）医者态度要严肃认真,不可轻率,以免针刺事故的发生。

7）急性诊断未明确的疾病,如怀疑胃穿孔、肠梗阻、阑尾炎已经化脓溃烂等,慎用芒针治疗,以免延误病情。

四、电针法

电针法是毫针刺入腧穴得气后,用电针仪输出脉冲电流,通过毫针作用于人体经络腧穴,以治疗疾病的一种方法。

（一）操作方法

电针仪种类很多,现仅以 G6805-Ⅱ型电针治疗仪为例,介绍电针的操作。

在使用电针仪之前,首先检查各个部位旋钮是否都处在关闭状态,其中必须将强度调节旋钮调至零位即无输出状态。然后将电源插头插入 220 V 交流电插座内。治疗时,将每对输出的两个电极的导线夹分别夹在 2 根毫针针身上,通常电针治疗大多选择 2 个穴位为一对,形成电流回路。如遇只需单穴电针时,可选取有主要神经干通过的穴位,将针刺入后,接通电针仪的一个电极,另一个电极则用盐水浸湿的纱布裹上,作为无关电极,固定在同侧经脉的皮肤上。特别需要注意的是,通常将同一对输出电极连接在身体的同侧,在胸、背部的穴位上使用电针时,不可将 2 个电极跨接在身体两侧,避免电流回路经过心脏出现危险。通电时应注意从零位开始逐渐加大电流强度,以患者耐受为度,避免突然加大电流强度而给患者造成刺激。

(二)刺激参数

电针刺激参数包括波形、波幅、波宽、频率和持续时间等,下面主要介绍波形和频率。

1. 波形　　常见波形有方形波、尖峰波、三角波和锯齿波。

2. 频率　　频率是指每秒钟内出现的脉冲个数,其单位为赫兹(Hz)。脉冲的频率不同,其治疗作用也不同,临床使用时应根据疾病具体情况选择。

(1) 密波:一般频率高于 30 Hz 的连续波称为密波。密波能降低神经应激功能,对感觉神经和运动神经均能产生抑制作用。常用于止痛、镇静、缓解肌肉和血管痉挛,也用于针刺麻醉等。

(2) 疏波:一般频率低于 30 Hz 的连续波称为疏波。疏波刺激作用较强,能引起肌肉收缩,提高肌肉、韧带张力,但对感觉和运动神经的抑制作用发生较慢。常用于治疗痿证,各种肌肉关节、韧带及肌腱的损伤。

(3) 疏密波:疏波和密波交替出现的一种波形,疏密交替持续时间各约 1.5 s。该波能克服单一波形易产生电适应的缺点,刺激作用较大,治疗时兴奋效应占优势,并能促进代谢、血液循环,改善组织营养,消除炎症水肿等。常用于扭挫伤、坐骨神经痛、关节炎、面瘫、肌无力等。

(4) 断续波:有节律的时断时续自动出现的一种波形。断时在 1.5 s 时间内无脉冲电输出,续时密波连续输出 1.5 s。对这种波形机体不易产生电适应性,其刺激作用较强,能提高肌肉组织的兴奋性,对横纹肌有良好的刺激收缩作用。常用于治疗痿证、瘫痪。

(5) 锯齿波:为脉冲波幅按锯齿状自动改变的起伏波。每分钟 16~20 次,或 20~25 次,其频率接近人体呼吸频率,故可用于刺激膈神经、做人工电动呼吸,配合抢救呼吸衰竭。

(三)临床应用

1. 适应范围　电针的适应范围和毫针刺法基本相同,可广泛应用于内、外、妇、儿、五官、骨伤等各科疾病的治疗,并可用于针刺麻醉,常用于痛症、痹证、痿证、心、胃、肠、胆、膀胱、子宫等器官的功能失调,肌肉、韧带、关节的损伤,以及癫狂等神志病,如头痛、三叉神经痛、坐骨神经痛、牙痛、痛经、面神经麻痹、多发性神经炎、精神分裂症、癫痫、神经衰弱、视神经萎缩、肩周炎、风湿性关节炎、类风湿关节炎、腰肌劳损、骨质增生、关节扭挫伤、脑血管病后遗症、耳鸣、耳聋、子宫脱垂、遗尿、尿潴留。

2. 注意事项

1)电针仪使用前必须检查其性能是否良好,输出是否正常。治疗结束时,需将输出调节按钮全部回到零位,取下导线,然后关闭电源。

2)电针感应强时,通电后会产生肌肉收缩,故需事先告诉患者,使其思想上有所准备,以更好地配合治疗。开机后输出强度应从零位开始,逐渐从小到大,切勿突然加大刺激量,以免出现意外,如晕厥、弯针、断针等。

3)患有严重心脏病的患者,在应用电针时应严加注意,避免电流回路经过心脏。安装心脏起搏器者,禁止使用电针。靠近延脑、脊髓等部位使用电针时,电流量宜小,不可采用过强刺激,以避免发生意外。孕妇慎用电针。

4)温针使用过后的毫针,针柄表面往往氧化而不导电,使用时需将输出线夹在毫针的针身上或者使用新的毫针。

5)年老、体弱、醉酒、饥饿、过饱、过劳等,不宜使用电针。

五、水针法

水针法又称穴位注射法,是将药水注入穴位以防治疾病的一种方法。

（一）针具

一次性无菌注射器和针头，可根据需要选用不同型号。

（二）操作

1. **穴位选择** 选穴原则同针刺法，但作为本法的特点，常结合经络、穴位按诊法以选取阳性反应点。如在背部、胸腹部或四肢的特定穴部位出现的条索、结节、压痛，以及皮肤的凹陷、隆起、色泽变异等，软组织损伤可选取最明显的压痛点。一般每次2～4穴，不宜过多，以精为要。

2. **具体操作** 患者选取舒适体位，选择适应的消毒注射器和针头，抽取适量的药液，在穴位局部消毒后，右手持注射器对准穴位或阳性反应点，快速刺入皮下，然后将针缓慢推进，达一定深度后产生得气感应，如抽取无回血，便可将药液注入。凡急性病、体强者可用较强刺激，推液可快，反之推液可慢；一般疾病，则用中等刺激，推液也宜中等速度。如所用药液较多时，可由深至浅，边推药液边退针，或将注射针向几个方向注射药液。

3. **注射剂量** 应根据药物说明书规定的剂量，不能过量。做小剂量注射时，可用原药物剂量的1/5～1/2，一般以穴位部位来分。耳部可注射0.1 mL；头面部可注射0.3～0.5 mL；四肢部可注射1～2 mL；胸背可注射0.5～1 mL；腰臀部可注射2～5 mL或5%～10%葡萄糖注射液10～20 mL。

4. **疗程** 急症患者每日1～2次，慢性病一般每日或隔日1次，6～10次为1个疗程。反应强烈者，可隔2～3日1次，穴位可交替使用。每个疗程间可休息3～5日。

（二）适用范围

穴位注射法的适用范围很广，凡是针灸治疗的适应证大部分均可采用本法，如痹证、腰腿痛等。

（三）常用药物

凡是可供肌内注射用的药物，一般都可供穴位注射用。常用于制作注射液的中药：当归、丹参、红花、板蓝根、徐长卿、灯盏花、补骨脂、柴胡、川芎等。西药：25%硫酸镁、维生素 B_1、维生素 B_{12}、维生素 C、维生素 K_3、盐酸普鲁卡因、阿托品、利舍平片、卡巴克洛片、麻黄碱、抗生素等。

（四）注意事项

1）治疗时应对患者说明治疗特点和注射后的正常反应。如注射后局部可能有酸胀感,48 小时内局部有轻度不适,有时持续时间较长,但一般不超过 1 日。

2）严格消毒,防止感染,如注射后局部红肿、发热等,应及时处理。

3）注意药物的性能、药理作用、剂量、配伍禁忌、不良反应、过敏反应,以及药物的有效期,药液有无沉淀变质等情况。凡能引起过敏反应的药物,如青霉素、链霉素、普鲁卡因等,必须先做皮试,阳性反应者不可应用。不良反应较强的药物,使用时亦当谨慎。

4）一般药液不宜注入关节腔、脊髓腔和血管内,否则会导致不良后果。此外,应注意避开神经干,以免损伤神经。

5）孕妇的下腹部、腰骶部和三阴交、合谷穴等,不宜用穴位注射法,以免引起流产。年老、体弱者,选穴宜少,药液剂量应酌减。

六、皮内针法

皮内针法又称埋针法,是将特制的小型针具固定于腧穴部位的皮内做较长时间留针的一种方法。

（一）操作方法

皮内针、镊子和埋针部皮肤消毒后,进行针刺。

1. 颗粒式皮内针　用镊子夹住针柄,对准腧穴,沿皮下横向刺入,针身可刺入 0.5～0.8 cm,针柄留在皮外,然后用胶布顺着针身进入的方向粘贴固定。

2. 揿钉式皮内针　用镊子夹住针圈,对准腧穴,直刺揿入,然后用胶布固定。也可将针圈贴在小块胶布上,手执胶布直接揿入所刺穴位。

皮内针可根据病情决定其留针时间的长短,一般为3~5日,最长可达1周。若天气炎热,留针时间不宜过长,以1~2日为佳,以防感染。在留针期间,可每隔4小时用手按压埋针处1~2分钟,以加强刺激,提高疗效。

(二) 适应范围

皮内针法临床多用于某些需要久留针的疼痛性疾病和久治不愈的慢性病证,如神经性头疼、面神经麻痹、胆绞痛、腰痛、痹证、神经衰弱、高血压、哮喘、小儿遗尿、痛经、产后宫缩疼痛等。

(三) 注意事项

1) 关节附近不可埋针,因活动时会疼痛。胸腹部因呼吸时会活动,亦不宜埋针。

2) 埋针后,如患者感觉疼痛或妨碍肢体活动时,应将针取出,改选穴位重埋。

3) 埋针期间,针处不可着水,避免感染。

第二节 手 法

一、行针手法

毫针刺入穴位后,为了使患者产生针刺感应,或进一步调整针感的强弱,以及使针感向某一方向扩散、传导而采取的操作方法,成为"行针",亦称"运针"。行针手法包括基本手法和辅助手法两类。

(一) 基本手法

行针的基本手法是毫针刺法的基本动作,临床常用的主要有提插法和捻转法两种。两种基本手法临床施术时既可单独应用,又可配合应用。

1. 提插法 将针刺入腧穴一定深度后,施以上提下插的操作手法。使针由浅层向下刺入深层的操作谓之插,从深层向上引退至浅层的操作谓之提,如此反复地做上下纵向运动就构成了提插法。

对于提插幅度的大小、层次的变化、频率的快慢和操作时间的长短,应根据患者的体质、病情、腧穴部位和针刺目的等灵活掌握。使用提插法时的指力一定要均匀一致,幅度不宜过大,一般以0.3~0.5寸为宜,频率不宜过快,每分钟60次左右,保持针身垂直,不改变针刺角度、方向。通常认为行针时提插的幅度大,频率快,刺激量就大;反之,提插的幅度小,频率慢,刺激量就小。

2. 捻转法　即将针刺入腧穴一定深度后,施向前向后捻转动作使针在腧穴内反复前后来回旋转的行针手法。捻转角度的大小、频率的快慢、时间的长短等,需根据患者的体质、病情、腧穴的部位、针刺目的等具体情况而定。使用捻转法时指力要均匀,角度要适当,一般应掌握在180°左右,不能单向捻针,否则针身易被肌纤维等缠绕,引起局部疼痛和导致滞针而使出针困难。一般认为捻转角度大,频率快,其刺激量就大;捻转角度小,频率慢,其刺激量则小。

（二）辅助手法

行针的辅助手法,是行针基本手法的补充,是以促使得气和加强针刺感应为目的的操作手法。临床常用的行针辅助手法有以下6种。

1. 循法　指医者用手指顺着经脉的循行路线,在腧穴的上下部位轻柔循按的方法。针刺不得气时,可以用循法催气。《针灸大成》中指出:"凡下针,若气不至,用指于所属部分经络之路,使气血往来,上下均匀,针下自然气至沉紧。"说明此法能推动气血,激发经气,促使针后易于得气。

2. 弹法　指针刺后在留针的过程中,用手指轻轻弹针尾或针柄,使针体微微振动的方法。弹法加强针感,助气运行,有催气、行气的作用。

3. 刮法　指毫针刺入一定深度后,经气未至,以拇指或食指的指腹抵住针尾,用拇指、食指或中指指甲,由下而上或由上而下频频刮动针柄的方法。本法在针刺不得气时用之可激发经气,如已得气者可以加强针刺感应的传导和扩散。

4. 摇法　指毫针刺入一定深度后,手持针柄,将针轻轻摇动的方法。《针灸问对》中有云:"摇以行气。"其法有二:一是直立针身而摇,以加强得气的感应;二是卧倒针身而摇,使经气向一定方向传导。

5. 飞法　针后不得气者,用右手拇指、食指执针柄,细细捻搓数次,然后张开两指,一搓一放,反复数次,状如飞鸟展翅,故称作飞法。本法的作用在于催气、行气,并使针刺感应增强。

6. 震颤法　针刺入一定深度后,右手持针柄,用小幅度、快频率的提插、捻转手法,操作插之不入,提之不出,捻之不转,而使针身轻微震颤的方法称为震颤法。本法可促使针下得气,增强针刺感应。

毫针行针手法以提插、捻转为基本操作方法,并根据临证情况,选用相应的辅助手法。刮法、弹法,可应用于一些不适应施行大角度捻转的腧穴;飞法可应用于某些肌肉丰厚部位的腧穴;摇法、震颤法可用于较为表浅部位的腧穴。通过行针基本手法和辅助手法的施用,主要促使针后气至和加强针刺感应。

二、毫针补泻手法

(一)单式补泻手法

1. **基本补泻**

(1)捻转补泻:针下得气后,捻转角度小,用力轻,频率慢,操作时间短,结合拇指向前、食指向后者为补法。捻转角度大,用力重,频率快,操作时间长,结合拇指向后、食指向前者为泻法。

(2)提插补泻:针下得气后,先浅后深,重插轻提,提插幅度小,频率慢,操作时间短,以下插用力为主者为补法;先深后浅,轻插重提,提插幅度大,频率快,操作时间长,以上提用力为主者为泻法。

2. 其他补泻

(1) 疾徐补泻:又称徐疾补泻,进针时徐徐刺入,少捻转,疾速出针者为补法;进针时疾速刺入,多捻转,徐徐出针者为泻法。

(2) 迎随补泻:进针时针尖随着经脉循行去的方向刺入为补法,针尖迎着经脉循行来的方向刺入为泻法。

(3) 呼吸补泻:患者呼气时进针,吸气时出针,为补法;吸气时进针,呼气时出针,为泻法。

(4) 开阖补泻:出针后迅速按住针孔为补法;出针时摇大针孔而不按为泻法。

(5) 平补平泻:进针得气后均匀的提插、捻转后即可出针。

(二) 复式补泻手法

1. 烧山火　据穴位的可针刺深度,分为浅、中、深三层,即天、地、人三部,先浅后深,每层次依次各做紧按慢提九数,然后退至浅层,此称一度。如此反复操作数度,即将针按至深层留针。在操作过程中,可配合呼吸补泻法中的补法。本法多用于治疗冷痹顽麻、虚寒性疾病等。

2. 透天凉　方法是针刺入后直插深层,按深、中、浅的顺序,在每一层中紧提慢按六数,然后插针至深层,称为一度。如此反复操作数度,将针紧提至天部留针。在操作过程中,可配合呼吸补泻法中的泻法。本法多用于治疗热痹、急性痈肿等实热性疾病。

第三节　灸　　法

灸,烧灼的意思。灸法主要就是借助灸火的热力给人体以温热性刺激,通过经络腧穴的作用,以达到防治疾病目的的一种方法。临床常用的为艾炷灸。艾炷灸是将纯净的艾绒放在平板上,用手搓成大小不等的圆锥形艾炷,放置于需要灸治的部位点燃而治病的方法。常用的艾炷或如麦粒,或如苍耳子,或如莲子,或如半截橄榄等。艾炷灸又分为直接灸与间接灸两种。

一、直接灸

直接灸是将大小适宜的艾炷,直接放在皮肤上施灸的方法。古代常用阳燧映日所点燃的火来点燃艾炷,此火称为明火,以此火点燃艾炷施灸的方式称为明灸。其因把艾炷直接放在腧穴所在的皮肤表面点燃施灸,故又称为着肤灸、着肉灸。若施灸时需将皮肤烧灼化脓,愈后留有瘢痕者,称为瘢痕灸;若不使皮肤烧伤化脓,不留瘢痕者,称为无瘢痕灸。

(一)瘢痕灸

瘢痕灸又称化脓灸。施灸时先将所灸腧穴部位涂以少量大蒜汁,以增强黏附和刺激作用,然后将大小适宜的艾炷置于腧穴上,用火点燃艾炷施灸。每艾炷必须燃尽,除去灰烬后,方可继续易炷再灸,待规定壮数灸完为止。施灸时由于艾火烧灼皮肤,因此可产生剧痛,此时可用手在施灸腧穴周围轻轻拍打,以缓解疼痛。在正常情况下,灸后1周左右,施灸部位化脓形成灸疮,5~6周后灸疮自行痊愈,结痂脱落留下瘢痕,故此法施灸前必须征得患者同意方可使用。临床上常用于治疗哮喘、肺痨、瘰疬等慢性疾病。

(二)无瘢痕灸

无瘢痕灸又称非化脓灸。施灸时先在所施灸腧穴部位涂以少量凡士林,以使艾炷便于黏附,然后将大小适应的艾炷,置于腧穴上点燃施灸,当艾炷燃烧剩余2/5或1/4而患者感到微微灼痛感时,即可易炷再灸,待将规定壮数灸完为止。一般应灸至局部皮肤出现红晕而不起疱为度。因其皮肤无灼伤,故灸后不化脓,不留瘢痕。一般虚寒性疾患均可采用此法。

二、间接灸

间接灸是指用药物或其他材料将艾炷与施灸腧穴部位的皮肤隔开进行施灸的方法,故又称为隔物灸。间接灸所用间隔药物或材料很多,如以生姜间隔者,称为隔姜灸;用食盐间隔者,称为隔盐灸;以附子饼间隔者,称为隔附子饼灸。

(一)隔姜灸

将鲜姜切成直径 2~3 cm、厚 3~4 mm 的薄片,中间以针刺数孔,然后将姜片置于应灸的腧穴部位或患处,再将艾炷放在姜片上点燃施灸。当艾炷燃尽,再易炷施灸。灸完所规定的壮数,以使皮肤红润而不起疱为度。常用于因寒而导致的呕吐、腹痛,以及风寒痹痛等,有温胃止呕、散寒止痛的作用。

(二)隔蒜灸

用鲜大蒜头,切成厚 4~5 mm 的薄片,中间以针刺数孔,置于应灸腧穴或患处,然后将艾炷放在蒜片上,点燃施灸。待艾炷燃尽,易炷再灸,直到灸完规定的壮数。此法多用于治疗瘰疬、肺痨及初起痈疡等病证,有清热解毒、杀虫等作用。

(三)隔盐灸

用干燥的食盐填敷于肚脐,或于盐上再置以薄姜片,上置大艾炷施灸。多用于治疗伤寒阴证或吐泻并作、中风脱证等,有回阳、救逆、固脱之力。但必须连续施灸,不拘泥壮数,以期脉起,肢温,证候改善。

(四)隔附子饼灸

将附子研末成粉末,用酒调和做成直径约 3 cm,厚约 8 mm 的附子饼,中间以针刺数孔,放在应灸的腧穴或患处,上再放置艾炷施灸,直至灸完所有规定壮数为止。本法多用于治疗命门火衰所导致的阳痿、早泄或疮疡久溃不敛等,具有温补肾阳的作用。

第四节 其他技法

一、拔罐法

拔罐法是以罐为工具,利用燃火、抽气等方法排出罐内空气,造成负压，使其吸附于腧穴或应拔罐部位的体表，使局部皮肤充血、瘀血，以达到防治疾病的目的的方法。常用的罐有竹罐、陶罐、玻璃罐、抽气罐等。

（一）罐的吸附方法

罐的吸附方法是指排空罐内的空气，使之产生负压而吸附在拔罐部位的方法，常用的有以下几种方法。

1. 火吸法　火吸法是利用火在罐内燃烧时产生的热力排出罐内的空气，形成负压，使罐吸附在皮肤上的方法，具体有以下几种。

（1）闪火法：用长纸条或用镊子夹酒精棉球1个，用火将纸条或酒精棉球点燃后，使火在罐内绕1～3圈后，将火退出，迅速将罐扣在相应部位，即可吸附在皮肤上。此法在罐内无火，比较安全，是最常用的吸附方法。但需要注意的是，切勿将罐口烧热，以免烫伤皮肤。

（2）投火法：用易燃纸片或棉花，点燃后投入罐内，迅速将罐扣在相应部位，即可吸附在皮肤上。此法由于罐内有燃烧物质，容易落下烫伤皮肤，故适宜于侧面横拔。

（3）滴酒法：用95%乙醇或白酒，滴入罐内1～3滴，沿罐壁摇匀，用火点燃后，迅速将罐扣在相应部位。需要注意的是，切勿滴酒过多，以免拔罐时流出，烧伤皮肤。

（4）贴棉法：用大小适宜的酒精棉花1块，贴在罐内壁的下1/3处，用火将酒精棉花点燃后，迅速扣在相应部位。此法使用时需注意的是，棉花浸酒精不宜过多，否则燃烧时酒精下滴，容易烫伤皮肤。

以上拔罐法，除了闪火罐外，均罐内有火，应注意切勿灼伤皮肤。

2. 水吸法　水吸法是利用沸水排出罐内空气，形成负压，使罐吸附在皮肤上的方法。此法一般选用竹罐。选用5～10枚完好无损的竹罐，放在锅内，加水煮沸，然后用镊子将罐口朝下夹出，迅速用凉毛巾紧扣罐口，立即将罐扣在相应部位，即能吸附在皮肤上。

可根据病情需要在锅中放入适量的祛风活血药物,如羌活、独活、当归、红花、艾叶等,即称药罐法。

3. 抽气吸法　此法先将抽气罐的瓶底紧紧扣在穴位上,用注射器或抽气筒通过橡皮塞抽出罐内空气,使其产生负压,即能吸附。

（二）拔罐方法

拔罐时,可根据不同病情,选用不同的拔罐方法,常用的拔罐法有以下几种。

1. 留罐法　又称坐罐法,即将罐吸附在体表后,使罐子吸拔留置于施术部位10～15分钟,然后将罐起下。此法是一种常用的方法,不仅一般疾病均可应用,而且单罐、多罐皆可应用。

2. 走罐法　又称推罐法,即拔罐时先在所拔部位的皮肤或罐口上涂一层凡士林等润滑剂,再将罐拔住。然后,医者用右手握住罐子,向上、下或左、右需要拔的部位,往返推动,至所拔部位的皮肤红润、充血,甚至瘀血时,将罐起下。此法适用于面积较大、肌肉丰厚部位,如脊背、腰臀、大腿等部位。

3. 闪罐法　即将罐拔住后,立即起下,如此反复多次的拔住起下,起下拔住,直至皮肤潮红、充血或瘀血为度。多用于局部皮肤麻木、疼痛或功能减退等疾病,尤其适用于不宜留罐的患者,如小儿、年轻女性的面部。

4. 刺血拔罐法　又称刺络拔罐法,即在应拔部位的皮肤消毒后,用三棱针点刺出血或用皮肤针叩打后,再将火罐吸拔于点刺的部位,使之出血,以加强刺血治疗的作用。一般刺血后拔罐留置10～15分钟,多用于治疗丹毒、扭伤、乳痈等。

5. 留针拔罐法　简称针罐,即在针刺留针时,将罐拔在以针为中心的部位上5～10分钟,待皮肤红润、充血时,将罐起下,然后将针起出。此法能起到针罐配合的作用。

（三）拔罐的作用和适应范围

拔罐法具有通经活络、行气活血、消肿止痛、祛风散寒等作用,其适应范围较为广泛,一般多用于风寒湿痹、腰背肩臂腿痛、关节痛、软组织闪挫伤,如伤风感冒、头痛、咳嗽、哮喘、胃脘痛、呕吐、腹痛、泄泻、痛经、中风偏枯等。

二、刮痧法

刮痧是以中医基础理论为指导,运用刮痧器具施术于体表的一定部位,形成痧痕,从而防治疾病的一种外治方法。

(一)刮痧器具和介质

1. 刮痧器具　刮痧器具很多,有刮痧板、瓷匙、古钱、玉石片等光滑的硬物。常用的为刮痧板,一般用水牛角或木鱼石制作而成,要求板面洁净,棱角光滑。

2. 刮痧介质　多选用具有润滑或兼有药理作用的清水、麻油、液状石蜡或红花油、刮痧专用的活血剂等。

(二)刮痧的分类和基本操作

1. 刮痧的分类　可分为直接刮法和间接刮法两种。

(1) 直接刮法:指在施术部位涂上刮痧介质后,用刮痧器具直接在患者体表的特定部位进行刮拭至皮下出现痧痕。具体操作:患者取坐位或俯伏位,术者用热毛巾擦洗准备刮痧部位,均匀地涂上刮痧介质后,持刮痧器具,进行反复刮拭,以出现紫红色痧痕为止。

(2) 间接刮法:指刮痧器具不直接接触患者皮肤进行刮拭至局部皮肤发红为止。具体操作:患者取坐位或俯伏位,先在患者将要刮拭的部位上放一层薄布,然后再用刮痧器具在布上刮拭至局部皮肤发红。本法适用于儿童、年老体弱者及某些皮肤病患者。

2. 刮痧的手法　常用的有平刮、竖刮、斜刮、角刮 4 种,刮痧时要求用力均匀,一般采用腕力,同时要求根据患者的病情和反应调整刮拭的力量。

(1) 平刮:指用刮板的平边,着力于施术部位,按一定范围横向左右进行较大面积的水平刮拭。

（2）竖刮：指用刮板的平边，着力于施术部位，方向为竖直上下，适合进行大面积的纵向刮拭。

（3）斜刮：指用刮板的平边，着力于施术部位，进行斜向刮拭。适用于人体某些部位不能进行平、竖刮的情况下所采用的操作手法。

（4）角刮：指用刮板的棱角和边角，着力于施术部位，进行较小面积或沟、窝、凹陷等地方的刮拭，如鼻沟、风池、耳屏、神阙、听宫、肘窝、关节等处。

（三）刮痧的应用

1. 刮痧的适应证　刮痧疗法临床应用十分广泛，适用于内、外、妇、儿、五官等各科疾病，还可以应用于预防疾病和保健强身。

（1）呼吸系统疾病：感冒、咳嗽、气管炎、哮喘、肺炎等。

（2）消化系统疾病：胃病、反胃、呃逆、吐酸、呕吐、急性胃炎、胃肠神经症、肠道预激综合征、便秘、腹泻、腹痛等。

（3）泌尿系统疾病：泌尿系统感染、尿失禁、膀胱炎等。

（4）神经系统疾病：眩晕、失眠、头痛、多汗症、神经衰弱、忧郁、坐骨神经痛等。

（5）心血管系统疾病：心悸、高血压等。

（6）运动系统疾病：腱鞘炎、腕管综合征、网球肘、落枕、肩痛、肋间神经痛、腰痛、肥大性脊柱炎、急性腰扭伤、慢性腰肌纤维炎、梨状肌综合征等。

（7）内分泌系统疾病：糖尿病等。

（8）妇科疾病：月经不调、痛经、闭经、经期发热、经期头痛、经前紧张综合征、围绝经期综合征、产后缺乳、急性乳腺炎等。

（9）五官科疾病：牙痛、咽喉肿痛、急性鼻炎、鼻出血、耳鸣、失音等。

（10）其他：中暑、水肿、保健等。

2. 刮痧的慎用证和禁忌证

1）有出血倾向的疾病，忌用或慎用本法治疗。如血小板减少性疾病、过敏性紫癜、白血病等,不宜应用。

2)凡危重症,如急性传染病、重症心脏病等,应立即住院观察治疗。如果没有其他办法,可用本法进行暂时的急救措施,以争取时间和治疗机会。

3)新发生的骨折患处不宜刮痧,需待骨折愈合后方可在患处刮痧。外科手术瘢痕处也应在2个月以后方可进行局部刮痧。恶性肿瘤患者术后,瘢痕局部处慎用。

4)传染病、皮肤病如疔肿、痈疮、瘢痕、溃烂及皮肤不明原因的包块等,不宜直接在病灶局部刮拭。

5)年老体弱者、空腹和妊娠妇女的腹部、妇女经期下腹部及女性面部,忌用大面积泻法刮拭。

6)对刮痧恐惧或过敏者,忌用本法。

7)孕妇、妇女经期,禁刮下腹部及三阴交穴、合谷穴、足三里穴等穴位,且刮拭手法宜轻,用补法。

3. 刮痧的注意事项

(1)术前注意事项

1)刮痧疗法需暴露皮肤,且刮痧时皮肤汗孔开泄,如遇风寒之邪,邪气可从开泻的毛孔直接入里,影响刮痧疗效,或易引起新的疾病。故刮痧前要选择一个空气流通清新,并注意保暖和避风的治疗场所,夏季不可在有过堂风的地方刮痧。尽量少暴露皮肤。

2)选择舒适的刮痧体位,以利于刮拭和防治晕刮。

3)刮痧工具要严格消毒,防止交叉感染。刮拭前需仔细检查刮痧工具,以免刮伤皮肤。

4)施术者的双手应消毒。

5)刮拭前一定要向患者说明刮痧的一般常识,消除其恐惧心理,取得患者配合,以免晕刮。

6)勿在患者过饥、过饱和过度紧张的情况下进行刮痧治疗。

(2)术中注意事项

1)刮拭手法要用力均匀,以患者能忍受为度,达到出痧为止。

2) 婴幼儿及老年人,刮拭手法用力宜轻。

3) 不可一味地追求出痧而用重手法或延长刮痧时间。出痧多少受多方面因素影响,一般情况下,血瘀质出痧多;实证、热证出痧多;虚证、寒证出痧少;服药过多者,特别是服用激素类药物不易出痧;肥胖者与肌肉丰满者不易出痧;阴经较阳经不易出痧;室温低时不易出痧。

4) 刮拭过程中,要经常询问患者感受。如遇到晕刮(精神疲惫、头晕目眩、面色苍白、恶心欲吐、出冷汗、心慌、四肢发凉或血压下降、神志昏迷时),应立即停止刮痧。抚慰患者勿紧张,帮助其平卧,注意保暖,饮温开水或糖水。如仍不能缓解,可用刮板角部点按水沟穴,力量宜轻,避免重力点按后局部水肿,并对百会穴和涌泉穴施以刮痧。患者病情好转后,继续刮内关穴、足三里穴。

(3) 术后注意事项

1) 刮痧治疗使汗孔开泄,邪气外排,要消耗体内部分津液,故刮痧后需要饮用温水 1 杯,休息片刻。

2) 刮痧治疗后,为避免风寒之邪侵袭,需待皮肤毛孔闭合恢复原状后,方可洗浴,一般约 3 小时。

3) 对于某些复杂危重的患者,除用刮痧治疗后,更应配合其他治疗如药物治疗,以免延误病情。

临床篇

第一章 治疗总则

第一节 中西医疾病命名及其原则

一、确立病名准确性的意义

病名诊断是疾病诊治体系的核心。只有明确病名,才能把握疾病规律,指导临床辨病、辨证论治,以及对疾病的深入研究。诊断是治疗的前提,并决定着治法和具体方法的运用。

中医诊治疾病围绕着病名展开,病名的科学性、系统性,以及规律性极为重要,是医学科学的基础,也是每一位医者当严谨以待、不容忽视的问题。

二、疾病命名形式及规律

疾病客观存在,每一病名都是医学上对该病的本质所作的概括与抽象。常见的疾病命名形式及规律,可归纳为以下诸种。

1. **本质属性式** 以主症命名,眩晕、健忘等。以体征命名,麻疹、衄血等。以病因命名,中暑、破伤风等。以病理命名,虚劳、脏燥等。以时令气候命名,春温、秋燥等。

2. **形象寓意式** 以形象比喻命名,鱼鳞风、乳蛾等。以特殊寓意命名,疟疾、花柳等。

3. **特征组合式** 病位加病理命名,胸痹、肺痈等。病因加病理命名,流痰、蛔厥等。病因加病位命名,火眼、脏毒等。病位加主症命名,腹痛、心悸等。病位加体征命名,脱肛、白睛溢血等。病因加体征命名,痰核、暑泻等。病理加体征命名,郁冒、呃逆等。病理加特殊寓意命名,阳痿、奔豚气等。病理加形象比喻命名,羊痫风、子母痔等。

4. 附加条件式

(1) 突出传染性:天花、疫痢等。

(2) 示病之新久:暴暗、久泄等。

(3) 附发病条件:经行发热、妊娠水肿等。

(4) 两病组合为一:脱肛痔、哮喘等。

三、疾病命名规范化的原则及方法

1. 继承 继承原有中医病名,水痘、疟疾、痢疾、哮喘、闭经等,现代医学也当予认同。

2. 充实 原为中医病名,稍为合理充实与提高,便可更准确地反映病情的,时行感冒、时行肝病、时行红眼症的命名等。

3. 撮合 原为中医解剖名词和病理生理名词,但缺乏有机联系的病名,现予撮合成名,胃癌、肺癌、肝破裂、脾破裂的命名等。

4. 语言现代化 原为中医病名但文字古奥,现内容不改变,以现代化语言描记之,乳岩更改为乳腺癌,子肿更改为妊娠水肿,痄腮更改为时行腮腺炎等。

5. 另立特指 原为中医病名,但一名中包括多个病将主要字义最相近的病位者定一病名,其他病名一一另立,胃脘痛专指胃溃疡,余者另立。

6. 依据病情 用中医固有脏腑名称加上该脏腑解剖位置或脏腑形态变化状况以命名,胃下垂、子宫下垂、胃扩张、肠梗阻等。

7. 中西通用 中医有病证而无病名,但西医已有准确而被中医通用的病名,如中医有"头痛""眩晕""肝阳",以及"中风"等证名,可借用现代医学"高血压病"命名之。

8. 确立中毒病名 毒物中毒则以毒物、化合物名称加中毒一词命名之,砷中毒、甲醇中毒等。

9. 借鉴现代科学　中、西医学中原无此病名者,则随现代科学研究的结果而命名,艾滋病、军团性肺炎等。

第二节　针灸辨证方法及治法

中医学不断传承与演变的漫长历程中,曾"独事药方,视针灸为小技",针灸临床一度缺乏反映自身辨治特色,能全面系统地指导针灸临床诊治的辨证论治理论体系,辨证方法的使用也较为模糊。本书从"辨"与"治"两方面着手,进行针灸临床中各种辨证。

一、针灸临床辨证方法

(一) 辨病位

任何病证都有其特定病位,病位是证候不可缺少的基本病理要素,因此,病位分析也是辨证过程中必不可少的重要环节之一。辨证阶段首先要明辨病位,是针灸辨证论治的第一步,是针灸治疗的靶点,更是各种针灸疗法的最终落脚点。针灸疗法辨病位思想主要包括以下几个方面。

1. **辨脏腑**　主要适用内伤病。根据临床主证结合相应的五志、五窍、五音、五味,来辨析确定具体的病变脏腑。如主诉为心悸者,病位在心;主诉为咳嗽者,病位在肺等。《黄帝内经》脏象学说认为:人体以五脏为中心,五脏与六腑表里相合,以及五体、五志、五窍、五音、五味相合,形成内外统一的有机整体,"有诸内必形诸外",脏腑病变,也必然不同程度地显现于相应的某些部位。因此根据其相关理论,可以定位病变脏腑,如鼻部疾病可辨为肺病,因为肺开窍于鼻;喜笑不休可归为心病;口内咸味可辨为肾病;善太息可辨为肝病等。

2. **辨经络**　经络辨证是针灸临床中以经络学说和脏腑理论为指导的一种特有的辨证方法,其内容主要包括十二经脉辨证、奇经八脉辨证和经别、经筋、皮部辨证3个方面。其中,经脉、经别、经筋、皮部辨证可以根据其相应的临床表现归纳,络脉辨证除了根据络穴的临床表现外,还要依据表现于外的细小血络的部位、形态、色泽等辨别。

3. 辨皮—肉—筋—脉—骨五体分层　人体有皮、肉、筋、脉、骨不同的层次,《素问·刺要论篇》曰:"病有在毫毛腠理者,有在皮肤者,有在肌肉者,有在脉者,有在筋者,有在骨者,有在髓者。"经筋都结聚于关节骨骼附近,处在躯干的深层次。经脉的主干则处于分肉之间,在中层。这就形成了皮部孙络呈面状在表层,经脉直行呈线形在中层,经筋附着于骨和关节呈结聚状在深层的经络层次和完整的体系。五体分层的每一层都各有自身的气血运行特性和生理病例特点,辨病之在皮—肉—筋—脉—骨可使辨证层次更加鲜明,施治也更加有的放矢。

4. 辨病证阶段　综合六经辨证、三焦辨证、气血津液辨证、卫气营血辨证等,可以辨别不同的病证阶段,从而更加有效地指导针灸辨证施治的各个环节。以卫气营血辨证为例,辨经络乃从纵向确定病证所属之脏腑经脉,辨气分与血分则是从横向确定病位之深浅和病变的属性。这样能够气分病以调畅气机为主,多采用远部选穴,以位于四肢肘膝关节以下的特定穴,如五输穴、原穴、络穴、八脉交会穴、下合穴等为主;血分病重在疏通经络、理气活血,以近部选穴为主,多取背俞穴、募穴、阿是穴等与脏腑器官或患病部位邻近的穴位,以及阴经的腧穴。经络强调机体纵向的结构和联系,"皮脉肉筋骨"层次强调机体表里横向的结构和联系,两者有机地结合才能真正反映人体立体的、动态的功能和结构体系,也使经络辨证更具体、更有操作性。具体操作时,可以通过对病变局部组织层次的切诊,确切掌握局病变是在骨、在筋、在肉或在皮,从而有效地指导循经取穴,指导实施深浅不同的刺法。

(二) 辨病性

病性,即病理改变的性质,亦即病理变化的本质属性。它是根据疾病的临床表现,在中医学理论指导下概括出来的导致疾病当前证候的本质性原因。所谓"审症求因",实际上就是辨别和确定疾病当前的病理本质属性。中医将病性概括为寒、热、虚、实、阻滞、滑泄六个方面,其中寒和热,主要根据患者阴阳盛衰的状况,是着眼于机体体温的变化及对寒热的不同反应归纳出来的;虚和实,主要是基于患者正气和病邪的力量对比而对其病理反应的强弱、缓急所作的结论;阻滞和滑泄,则是从患者气、血、津液、精等生命物质的运动状态的改变着眼,对其运动特征的高度概括。

辨病性的重要性:第一,病性是疾病当前的病理本质,是辨证的关键。辨识病性,对任何疾病的诊断都不可少,也是完整证名中必有的内容。第二,病性是对疾病一定阶段整体反应状态的概括,是对邪正相互关系的综合认识,因此,病性具有整体、动态的特点。一般须对全身症状、体征,以及体质、环境等进行综合分析才能确定,因此准确地辨别病性,是中医诊断最重要、最困难之处。第三,病性的辨别结果,直接关系到治疗方法的落实,如寒者热之、热者寒之、气虚则补气、血瘀则化瘀等,都是针对病性而设,因此辨病性是整个辨证论治过程的重要环节。

疾病辨证总体原则总结如下:

(1) 外感病辨证总则:表里、阴阳、气血、虚实。表里为病位,在表、半表半里、在里;阴阳、气血为病变因素,阴则寒,阳则热,气则卫气,血则营血;虚实为病变性质,有虚、实、虚实夹杂、本虚标实、本实标虚等变化。

(2) 内伤病辨证总则:脏腑、阴阳、气血、虚实。脏腑为病位,在经、在络、在腑、在脏;阴阳、气血为病变因素,阴阳为疾病性质变化,气血为疾病物质变化;虚实为病变性质,有虚、实、虚实夹杂、本虚标实、本实标虚等变化。

疾病辨证的演变性,疾病的病因病机始终处于动态演变过程,病性变,病症变,病证变,证型变,辨证随之而变,证型变,治法变,立法处方施术也必随之而变化。

二、针灸临床治法

针灸治法是针灸治疗疾病的基本法则,是确立治疗方法的基础。针灸治法可概括为补虚泻实、清热温寒、治标治本和三因制宜。其中补虚泻实又具体有"虚则补之""陷下则灸之""实则泻之""菀陈则徐之""不盛不虚";清热温寒有"热则疾之""寒则留之";治标治本有"急则治标""缓则治本""标本同治";三因制宜有"因人""因地""因时"制宜。除此之外《黄帝内经》中还提到了"本神原则"和"整体原则"。

(一)本神原则

《灵枢·本神》开篇即云"凡刺之法,先必本于神",意在强调凡针灸治疗,首先必须遵循的基本原则就是以神为根本。神是整个生命活动及其外在征象的集中体现,只有"形与神俱",才能"尽终其天年",即《灵枢·根结》所言凡"用针之要"一定要"合形与气,使神内藏",才能保命于万一,否则生命消亡,一切治疗则毫无意义。

(二)整体原则

机体是一个通过经络联系而构成的有机整体,在病理条件下也存在着相互影响的整体性。如此,针灸治疗必须从整体出发,才能术施效显。所谓"善用针者,从阴引阳,从阳引阴,以右治左,以左治右,以我知彼,以表知里,以观过与不及知之理,见微得过,用之不殆"足以说明针灸治疗就是通过经络联系的整体性,以局部的腧穴对全身给予整体性影响而发挥作用的。

第二章 各 论

第一节 内科常见病的针灸治疗

中 风

【中西医病名】

中医病名:中风、卒中。

西医病名:脑出血、脑梗死、脑栓塞。

【病因病机】

中风的发生是多种因素所导致的复杂的病理过程,风、火、痰、瘀是其主要的病因。肝肾阴虚,水不涵木,肝风妄动;五志过极,肝阳上亢,引动心火,风火相煽,气血上冲;饮食不节,恣食厚味,痰浊内生;气机失调,气滞而血运不畅,或气虚推动无力,日久血瘀;风、火、痰浊、瘀血等病邪上扰清窍,导致"窍闭神匿,神不导气"时,则发生中风。

中风的基本病机在于阴阳失调,气血逆乱。病位在脑,与肝、肾密切相关;病理基础则为肝肾阴虚,肝阳上亢,复加饮食起居不当、情志刺激或感受外邪,气血上冲于脑,神窍闭阻,故猝然昏仆,不省人事。

【诊断要点】

发病前多有头晕、头痛、肢体一侧麻木等先兆症状,是以突然昏倒、不省人事,伴口角㖞斜、语言不利、半身不遂,或不经昏仆仅以口舌㖞斜、半身不遂为临床主症的疾病。临床头部CT、MRI、脑脊液检查有助于诊断。

【鉴别诊断】

1. 厥证 有突然昏倒、不省人事的症状,但昏迷时间短暂,发作时伴有四肢逆冷,可自行苏醒,无半身不遂、口眼㖞斜、语言不利等表现。

2. 痉证 以四肢抽搐、项背强直,甚至角弓反张为主要特点。发病时抽搐而后伴有神昏,抽搐时间较长,无半身不遂、口眼㖞斜之症。

3. 痿证 肢体瘫痪,活动无力表现,一般起病缓慢,以双下肢或四肢瘫为主,肌肉萎缩,筋惕肉瞤为主症,起病时不伴有意识障碍。

4. 痫病 发作时起病急骤,突然昏倒,阵发性神志异常,昏迷时长口中如猪羊啼叫,四肢抽搐,口吐白沫。昏迷时间短,醒后如常,反复发作。

【辨证要点】

以突然意识障碍或无意识障碍、半身不遂为主要临床表现,结合临床上根据意识有无障碍而分为中经络、中脏腑。颅脑 CT、MRI 检查对本病有确切的诊断意义。

1. 中经络 凡以半身不遂、舌强语謇、口角㖞斜而无意识障碍为主症者属中经络。

(1) 肝阳暴亢:兼见面红目赤,眩晕头痛,心烦易怒,口苦咽干,尿黄便秘,舌红或绛、苔黄或燥,脉弦有力。

(2) 风痰阻络:兼见肢体麻木或手足拘急,头晕目眩,苔白腻或黄腻,脉弦滑。

(3) 痰热腑实:兼见口黏痰多,腹胀便秘,舌红、苔黄腻或灰黑,脉弦滑大。

(4) 气虚血瘀:兼见肢体软弱,偏身麻木,手足肿胀,面色淡白,气短乏力,心悸自汗,舌暗、苔白腻,脉细涩。

(5) 阴虚风动:兼见肢体麻木,心烦失眠,眩晕耳鸣,手足拘挛或蠕动,舌红、苔少,脉细数。

2. 中脏腑　以神志恍惚、迷蒙、嗜睡或昏睡,甚者昏迷、半身不遂为主症。

(1) 闭证:兼见神昏,面赤,呼吸急促,喉中痰鸣,牙关紧闭,口噤不开,肢体强痉,二便不通,苔黄腻,脉洪大而数。

(2) 脱证:兼见面色苍白,瞳神散大,气息微弱,手撒口开,汗出肢冷,二便失禁,苔滑腻,脉散或微。

【针灸治疗及关键技术】

1. 基本治疗

(1) 中经络

治法:醒脑开窍、滋补肝肾、疏通经络。

取穴:内关、水沟、三阴交、印堂、上星、百会、三阴交、极泉、尺泽、委中。

辨证加减:① 肝阳暴亢证,针刺加太冲、太溪,捻转泻法;② 风痰阻络证,针刺加丰隆、合谷,提插泻法;③ 痰热腑实证,针刺加行间、内庭、丰隆,捻转泻法;④ 气虚血瘀证,针刺加气海、血海,气海施捻转补法,血海施提插泻法;⑤ 阴虚风动证,针刺加太溪、风池,提插补法;⑥ 上肢不遂加肩髃、曲池、手三里、合谷;⑦ 手指不伸配腕骨;⑧ 下肢不遂加环跳、足三里、阳陵泉、阴陵泉、太冲、风市;⑨ 病侧肢体拘挛者,肘部加曲泽、腕部加大陵;⑩ 足内翻加丘墟透照海;⑪ 口角㖞斜加颊车、地仓、合谷、太冲;⑫ 语言謇涩加廉泉、通里、哑门;⑬ 头晕加风池、天柱;⑭ 复视加风池、睛明;⑮ 便秘加天枢、支沟;⑯ 尿失禁、尿潴留加中极、关元。

(2) 中脏腑

1) 闭证

治法:开窍启闭。

取穴:内关、水沟、十二井穴,以三棱针点刺出血。

2) 脱证

治法:回阳固脱、醒神开窍。

取穴：内关、水沟、气海、关元、神阙、太冲、内庭、气舍。

3）中风并发症

治法：疏通经络、通关利窍。

A. 迟缓瘫：① 头穴,患侧百会透太阳穴；② 上肢取穴：健侧肩髃、曲池、手三里、合谷,患侧肩髃、肩贞、曲池、外关、合谷；③ 下肢取穴：健侧阳陵泉、足三里、绝骨,患侧环跳、风市、阳陵泉、昆仑、绝骨。

B. 痉挛瘫：① 头穴,百会透太阳穴。② 上肢取穴,健侧肩髃、曲池、外关、合谷；患侧极泉、尺泽、曲泽、内关、大陵、合谷、后溪。③ 下肢取穴,健侧阳陵泉、足三里、绝骨；患侧商丘、太冲、阴陵泉、三阴交、阴谷、急脉。

操作：针刺方法同前。

上肢不遂：风池、极泉、尺泽、肩髃、曲池、合谷、八邪、外关。

手指握固：合谷、八邪。

肩关节痛：肩髃、肩髎、肩贞、肩中俞、肩外俞、阿是穴（痛点）刺络拔罐。

下肢不遂：环跳、委中、三阴交、阳陵泉、昆仑。

足内翻：丘墟透照海。

视物障碍：天柱、睛明、球后。

语言謇涩或舌强不语：上廉泉、金津、玉液点刺放血。

口眼㖞斜：风池、太阳、颊车、迎香、地仓、下关、合谷。刺络拔罐选下关、颊车、四白。

吞咽障碍：风池、翳风、完骨、咽后壁点刺。

便秘：丰隆、水道左侧、归来左侧、外水道左侧、外归来左侧。

癃闭：中极、秩边透水道。

小便失控：关元、中极、曲骨。

共济障碍：风府或哑门、颈椎夹脊穴。

症状性癫痫：大陵、鸠尾。

2. 其他针法

(1) 头针疗法：取对侧运动区[a]、感觉区[b]、顶旁1线[c]及顶旁2线[d]，头针常规针刺。

(2) 阴阳调衡针法：包括头穴透刺法和阴阳气血配穴法。

1) 头穴透刺法：百会透太阳、神庭透上星、风池、风府。

2) 意识障碍较轻：神庭透上星、双太阳。

3) 精神症状：神庭透上星、曲差透五处$_{双侧}$、本神$_{双侧}$。

4) 头痛：太阳透上关$_{双侧}$、风池$_{双侧}$。

5) 大、小便障碍：四神聪透百会。

6) 失语：风府透哑门。

7) 面瘫：地仓透颊车、下关。

8) 吞咽困难：廉泉、金津、玉液、海泉、风府、风池$_{双侧}$、翳风$_{双侧}$等。

9) 瘫痪：百会穴透太阳穴。

10) 感觉障碍：络却透承灵透悬厘。

11) 眼球运动障碍：印堂、太阳。

12) 阴阳气血配穴：合谷、内关、气海、关元、中脘、心俞、肝俞、血海、足三里、三阴交、太冲等。

(3) "通督调神"针法

1) 督脉穴位：水沟、百会、风府、至阳、腰阳关、命门等。

2) 头皮针：运动区、感觉区、语言区。

3) 体针：① 上肢，极泉、曲池、手三里、外关、合谷等；② 下肢，环跳、阳陵泉、足三里、丰隆、解溪、昆仑等。

---

[a] 运动区（顶颞前斜线）：在头顶部、头侧部，从头部经外穴前神聪至颞部胆经悬厘引一斜线，并将其分为五等分段。

[b] 感觉区（顶颞后斜线）：在头顶部，顶颞前斜线之后1寸，与其平行的线。从督脉百会至颞部胆经曲鬓穴引一斜线。

[c] 顶旁1线：顶中线（沿头部中线，从百会到前顶的直线）旁1.5寸，从通天沿经络向后，长1.5寸。

[d] 顶旁2线：在顶中线旁2.25寸，从正营沿经络向后，长1.5寸。

(4)"贺氏三通"针法

1)强通法：多用于治疗中风病急性期实证，多选取十二井穴、水沟、百会等，以宣泄实邪，强通经络，醒神开窍。

2)温通法：包括火针和艾灸，多用于中风病脱证、虚弱患者急性期及恢复期，病势急者多用火针，病势缓者多用艾灸，以回阳救逆、温散阴邪、温通经脉。

3)微通法：用于中风病恢复期以疏通经脉，调摄气血，促进肢体、语言等功能障碍的恢复。

面　　瘫

【中西医病名】

中医病名：面瘫、口眼㖞斜、吊线风、吊斜风、歪嘴风。

西医病名：面神经麻痹、面神经炎、特发性面神经麻痹。

【病因病机】

面瘫的发生多与劳作过度、正气不足、卫外不固导致风寒或风热乘虚而入等因素有关。邪气壅塞，经气阻滞，经筋失养，面肌纵缓不收。

西医可见于单侧面神经周围性麻痹急性发作。现代医学认为是病毒感染致营养面神经的血管发生痉挛，使该神经组织缺氧，水肿，受压迫或炎症所致，常继发于感冒、中耳炎、乳突炎后。

【诊断要点】

以口、眼向一侧㖞斜为主要表现的病证，为一侧面颊筋肉弛缓，面部肌肉板滞、麻木、瘫痪，不能皱眉、鼓腮等动作，病侧额纹消失，眼裂增宽，鼻唇沟变浅，口角歪向健侧的病证。少数患者初期耳后、耳下及面部疼痛，常伴有流涎、流泪，部分患者患侧舌前2/3味觉减退或消失，听觉过敏等，病延日久，肌肉萎缩，口角向患侧歪，名为"倒错"现象，还可以出现口角向病侧抽搐，面部肌肉跳动等不良后果，属疑难病证。可发于任何年龄，多发于青壮年。

【鉴别诊断】

中枢性面瘫　多伴有上运动神经元受损,诸如脑梗死、脑出血、脑内占位性病变等因素引起,伴有肢体运动、感觉障碍等症状,但额纹存在。

【辨证要点】

面瘫是由风邪入中面部,经络阻滞所致。关键在于辨别是否兼夹有寒、热或痰之邪。

1. 风寒阻络　突发口眼㖞斜,伴见恶寒或发热,流清涕,苔薄白,脉浮,多有面部受凉史。

2. 风热阻络　突发口眼㖞斜,恶风发热,头疼口咽燥,目干涩伴有耳后作痛,舌尖红,苔薄黄,脉数。

3. 风痰阻络　口眼㖞斜,面部麻木作胀,头部沉重,身困乏力,胸脘满闷,苔白腻,脉弦滑。

4. 气血不足　面瘫日久,面肌僵硬,时有抽搐,舌质淡,脉细弱。

【针灸治疗及关键技术】

1. 基本治疗　依据面瘫发病时间将其分为面瘫早期、面瘫恢复期和面瘫后遗症期。

(1) 早期急性期:指发病1~7天,循经取穴,以四肢和头部外周穴位为主。

取穴:百会、风府、风池、合谷、太冲。

操作:百会平补平泻,风池、风府、合谷用泻法,太冲用补法。

(2) 早期亚急期:指发病第8~15天,循经取穴,头部及面部外周取穴。

取穴:百会、神庭、太阳、下关、翳风_{患侧}、风府、风池、合谷、太冲_{健侧或双侧}。

操作:风府、风池、合谷用泻法,太冲用补法,其余穴位采平补平泻手法。

随证配穴:① 舌前2/3味觉丧失加廉泉;② 听觉过敏加听

宫；③ 风热加曲池、尺泽；④ 风寒加风池、列缺；⑤ 气虚加足三里；⑥ 血虚加血海；⑦ 血瘀加膈俞；⑧ 热毒加至阳。

（3）中期（恢复期）：指发病16天至6个月，面肌连带运动出现之前，循经取穴、头部取穴、面部局部取穴——三位一体治疗。

取穴：① 头面部：百会、风府、风池、神庭、太阳、下关、翳风、禾髎；② 躯干四肢：合谷、太冲、足三里、内庭。

操作：风府、风池、合谷用泻法，足三里、内庭、太冲用补法，百会、神庭、太阳、下关、翳风采用平补平泻手法。

随证配穴：① 眼睑闭合不全加鱼尾、攒竹穴；② 鼻翼运动障碍加迎香穴；③ 颏肌运动障碍加夹承浆穴。

（4）后期：指瘫痪肌肉连带运动期、瘫痪肌肉跳动。

取穴：① 头面部：百会、风府、风池、神庭、太阳、下关、翳风；② 躯干四肢：合谷、太冲、足三里、内庭、心俞、肝俞、腰阳关。

结合辨证配以中药治疗。

操作：患侧的腧穴均浅刺、轻刺，行捻转补法；而健侧针刺深度可稍深一点，行捻转泻法。

随证配穴：① 面肌痉挛加阳陵泉、行间，用泻法；② 面肌萎缩则加三阴交、脾俞，用补法；③ 倒错或连带运动，可以采用缪刺法。

2. 其他治疗

（1）推拿按摩疗法：眼睑周、唇周、眉额、颊推按至皮肤发热。一指禅或穴操阳白、攒竹、丝竹空、夹承浆、下关、颊车、翳风、风池、合谷、足三里、太冲，手法柔和，每穴2分钟。每日或隔日1次。

（2）电针疗法

适应证：面瘫早期、中期面肌萎软瘫痪、肌痿无力的治疗。

操作：面部穴位可以实行电针治疗，一般以三对穴对接电极进行电针治疗。阳白—鱼腰、下关—巨髎、颊车—地仓，输出强度以面部肌肉轻微收缩为度。电针针刺时间约30分钟。

面肌痉挛

【中西医病名】

中医病名：面瞤。

西医病名：面肌痉挛、面肌抽搐、半面痉挛症或阵挛性面肌痉挛。

【病因病机】

面肌抽搐的病因并不清楚，可能为面神经的异位兴奋或伪突触传导引起。面肌抽搐是由于某种压迫使面神经的传导发生病理性干扰所致，绝大部分患者是由于正常的血管交叉压迫，如小脑后下动脉、小脑前下动脉、椎动脉的压迫。偶尔由于动脉瘤、动静脉畸形或脑瘤等对面神经根部的压迫所致。极少数患者为外伤、肿瘤或外科手术后出现患侧面肌抽搐。

中医认为外感、内伤两方面因素导致本病。

(1) 外感风寒，筋脉阻滞：在外感六淫中，风、寒二邪是面肌痉挛的重要病因，风性善动，入络走窜，引动肌肉，寒性收引，郁闭阳气，阳气内鼓，肌肉瞤动。

(2) 内伤指脏腑失调，风邪内动：内风可使面肌痉挛发病，多因脾气虚弱，化源不足，气血亏虚，血虚生风；或年老体衰，肝肾阴虚，阴虚风动；或肝气郁结，郁而化热，热极生风。

【诊断要点】

面肌抽搐是指面神经所支配的肌肉发作性无痛性收缩，首发症状常从下睑眼轮匝肌的轻微颤搐开始，逐渐向上扩展至全部眼轮匝肌，进而向下半部面肌扩展，尤以口角抽搐较多。严重者整个面肌及同侧颈阔肌均可发生痉挛，眼轮匝肌严重痉挛时使眼不能睁开，从而影响行走和工作，并可伴轻度无力和肌萎缩。精神紧张、疲劳、自主运动时加剧，睡眠时消失。面肌抽搐不伴疼痛，面肌随意性收缩在非面肌抽搐时一般不受影响。

【鉴别诊断】

可以根据面部抽动的位置及伴随症状来辨别所病何经，或何经之筋、脉、络。临床中,邪气可侵犯一经或同时多条经脉。

1. 邪在阴阳　抽动以下眼睑、面、口角、颈部为主,咀嚼时抽动更明显,或面肌萎缩,或睁眼可引起发作。

2. 邪在少阳　抽动时耳鸣,耳鸣与抽动有密切关系,或抽动时牵扯偏头麻木感或偏头痛,或耳抽动,或耳周麻木,或耳后酸痛,或目向外上方斜视时抽动加重。

3. 邪在太阳　抽动以上眼睑、颧骨处、后颈部为主,或伴有背颤动,或闭目可引起发作。

4. 邪在厥阴　面部抽动时影响阅读,或感觉眼球变抽动、转动不灵。

(1) 功能性眼睑痉挛:发生于老年妇女,常双侧性,无下半部面肌抽搐。

(2) 习惯性抽动症:多发生在儿童及青年,常为较明显的肌肉收缩,与精神因素有关。

(3) Meige 综合征(meige syndrome):也称为睑痉挛-口下颌肌张力障碍综合征,表现两侧睑痉挛,伴口舌、面肌、下颌、喉和颈肌肌张力障碍,老年妇女多发。

(4) 神经精神抑制剂:引起面肌运动障碍者有新近服用强安定剂,或甲氧氯普胺(胃复安)的病史,表现为口的强迫性张大或闭合,不随意舌外伸或蜷缩等。

【辨证要点】

根据中医理论,可以根据面部抽动的位置及伴随症状来辨别所病何经,或何经之筋、脉、络。临床中,邪气可侵犯一经或同时多条经脉。

1. 邪在阴阳　抽动以下眼睑、面、口角、颈部为主,咀嚼时抽动更明显,或面肌萎缩,或睁眼可引起发作。

2. 邪在少阳　抽动时耳鸣,或抽动时牵扯偏头麻木感或偏头痛,或耳抽动,或耳周麻木,或耳后酸痛,或目向外上方斜视时抽动加重。

3. 邪在太阳 抽动以上眼睑、颧骨处、后颈部为主,或伴有背颤动,或闭目可引起发作。

4. 邪在厥阴 面部抽动时影响阅读,或感觉眼球变抽动、转动不灵。

【针灸治疗及关键技术】

主穴:合谷、太冲、风池、百会、内关。

配穴:① 病在阳明加足三里、内庭;② 病在少阳加足临泣、外关;③ 病在太阳加后溪;④ 病在厥阴加太冲。

建议痉挛区少针刺或不针刺。或痉挛区采用高频电针刺激后产生不应期,来抑制面神经异常兴奋。

头　　痛

【中西医病名】

中医病名:头痛。

西医病名:偏头痛,紧张性头痛。

【病因病机】

1. 感受外邪 多因起居不慎,坐卧当风,感受风、寒、湿、热等外邪上犯于头,清阳之气受阻,气血不畅,阻遏络道而发为头痛。外邪中以风邪为主,因风为阳邪,"伤于风者,上先受之""巅高之上,唯风可到"。但"风为百病之长",六淫之首,常挟寒、湿、热邪上袭。若风挟寒,寒为阴邪伤阳,清阳受阻,寒凝血滞,络脉细急而痛;若挟热邪,风热上炎,侵扰清空,气血逆乱而痛;若挟湿邪,湿性黏滞,湿蒙清阳,头为"清阳之府",清阳不布,气血不畅而疼痛。

2. 情志郁怒 长期精神紧张忧郁,肝气郁结,肝失疏泄,络脉失于条达拘急而头痛;或平素性情暴逆,恼怒太过,气郁化火,日久肝阴被耗,肝阳失敛而上亢,气壅脉满,清阳受扰而头痛。

3. 饮食不节 素嗜肥甘厚味,暴饮暴食,或劳伤脾胃,以致脾阳不振,脾不能运化转输水津,聚而痰湿内生,以致清阳不升,浊阴下降,清窍为痰湿所蒙;或痰阻脑脉,痰瘀痹阻,气血不畅,均可致脑失清阳、精血之充,脉络失养而痛。

4. 内伤不足　先天禀赋不足,或劳欲伤肾,阴精耗损,或年老气血衰败,或久病不愈,产后、失血之后,营血亏损,气血不能上营于脑,髓海不充则可致头痛。

此外,外伤跌扑,或久病入络则络行不畅,血瘀气滞,脉络失养而易致头痛。头为神明之府,"诸阳之会""脑为髓海",五脏精华之血,六腑清阳之气皆能上注于头,即头与五脏六腑之阴精、阳气密切相关,凡能影响脏腑之精血、阳气的因素皆可成为头痛的病因,归纳起来不外外感与内伤两类。病位虽在头,但与肝、脾、肾密切相关。风、火、痰、瘀、虚为致病之主要因素。邪阻脉络,清窍不利;精血不足,脑失所养,为头痛之基本病机。

【鉴别诊断】

头痛的诊断需要与偏头痛、丛集性头痛、鼻窦炎疼痛及神经症头痛相鉴别。

1. 偏头痛　多见于年轻女性,约2/3的患者有家庭遗传背景;10%患者发作前有明显的视觉感觉异常、轻瘫失语等先兆症状;疼痛部位多在一侧,呈周期性发作,每次发作时性质相似,伴有汗出、眩晕心慌、面色苍白或潮红,甚则腹痛、腹泻等自主神经功能紊乱症状,血管收缩剂麦角胺使用后效果显著,大部分患者经历数年十年至绝经期后,症状逐渐减轻或消失。

2. 丛集性头痛　多见于中年男性,发作前无先兆症状,突发于夜间或睡眠时,疼痛剧烈呈密集性发作,而迅速达到高峰,从一侧眼部周围或单侧面部开始,而快速扩展,甚则波及同侧肩颈部,呈跳痛或烧灼样痛,站立可减轻,伴同侧眼面潮红、流泪、鼻塞流涕等疼痛,持续数10分钟至2小时,无明显神经系统阳性体征,必要时作组胺试验可协助诊断。

3. 鼻窦炎疼痛　常位于前额及鼻根部,晨起加重伴鼻塞、流脓涕等;部分患者因继发性肌肉收缩而出现颈部疼痛和后头痛,检查鼻腔可见有脓性分泌物病变,鼻窦部位压痛明显。

4. 神经症头痛　其常见的临床表现,部位游走而不固定,一般表现为头部紧束感、重压感、麻痛、胀痛、刺痛等程度与情绪波动、劳累失眠等密切相关,通常病程较长,病情起伏较大,常伴有心悸、肌肉颤动、多汗、面红、四肢麻木发凉等自主神经功能紊乱症状。

5. 其他　如脑瘤、硬脑膜下血肿、脑脓肿,以及其他占位性病变引起的头痛,在初期主要是因病变邻近疼痛敏感的结构被牵拉,导致移位或因感觉神经直接受压所致。在后期是由于脑脊液循环通路被阻塞,导致颅内压增高,使远离病灶的对疼痛敏感的结构被牵拉、扭曲和移位而引起头痛。

【辨证要点】

1. 辨经　阳明头痛为正面头痛,少阳头痛为偏头痛,太阳头痛为后头痛,厥阴头痛为巅顶痛。

2. 辨外感内伤

(1) 外感头痛

1) 风寒头痛:头痛连及项背,遇风寒加重,兼见恶风畏寒,口不渴,苔薄白,脉浮。

2) 风热头痛:头痛而胀,甚则头痛如裂,兼见面红目赤,发热,口渴欲饮,便秘溲黄,舌苔黄,脉浮数。

3) 风湿头痛:头痛如裹,肢体困重,纳呆胸闷,小便不利,大便溏,舌苔白腻,脉濡。

(2) 内伤头痛

1) 肝阳上亢:头痛而眩,心烦易怒,夜寐不宁,或兼胁痛,面红口苦,苔薄白,脉弦有力。

2) 肾精亏虚:头痛且空,每兼眩晕,腰痛酸软,神疲乏力,遗精带下,耳鸣,少寐,舌红少苔,脉细无力。

3) 气血亏虚:头痛绵绵,遇劳则甚,兼见心悸怔忡,神疲乏力,面色不华,食欲缺乏,舌淡苔白,脉细无力。

4) 痰浊头痛：头痛昏蒙，胸脘满闷，呕恶痰涎，舌苔白腻，脉濡或弦滑。

5) 瘀血头痛：头痛经久不愈，痛处固定不移，痛如锥刺，或有头部外伤史，舌质紫，苔薄白，脉细涩。

【针灸治疗及关键技术】

1. 外感头痛

主穴：风池、百会、太阳、合谷、列缺、后溪。

配穴：① 前头痛加上星、阳白、解溪；② 偏头痛加丝竹空透率谷、外关、足临泣；③ 后头痛加天柱、玉枕、束骨；④ 头顶痛加百会、四神聪、太冲；⑤ 风热加大椎、曲池；⑥ 风湿加阴陵泉、丰隆、头维；⑦ 风寒加灸法。

2. 内伤头痛

(1) 肝阳上亢

主穴：风池、颔厌、太冲、侠溪、三阴交。

配穴：① 口苦者加阳陵泉；② 睡眠不宁加照海、内关。

(2) 肾精亏虚

主穴：百会、脑空、肾俞、悬钟、太溪。

配穴：① 腰痛酸软加腰眼；② 遗精带下加关元、三阴交；③ 少寐加神门、心俞。

(3) 气血亏虚

主穴：百会、心俞、脾俞、足三里、三阴交。

配穴：① 心悸怔忡加神门、大陵；② 食欲缺乏加中脘。

(4) 痰浊头痛

主穴：头维、太阳、中脘、合谷、丰隆。

配穴：① 胸闷加膻中；② 呕恶加内关。

(5) 瘀血头痛

主穴：头部阿是穴、膈俞、合谷、三阴交。

配穴：① 眉棱骨痛加攒竹；② 偏头痛加太阳透率谷；③ 后头痛加天柱、玉枕；④ 头顶痛加四神聪。

面 痛

【中西医病名】

中医病名：面痛。

现代病名：三叉神经痛。

【病因病机】

面痛指局限在三叉神经支配区内的一种反复发作的短暂性阵发性剧痛。三叉神经痛可分为原发性、继发性两种：原发性三叉神经痛的病因及发病机制尚不清楚，多数认为病变在三叉神经半月节及其感觉神经根内，也可能与小血管畸形、岩骨部位的骨质畸形等因素导致对神经的机械性压迫、牵拉，以及营养代谢障碍有关。继发性三叉神经痛又称症状性三叉神经痛，常为某一疾病的临床症状之一，如由小脑脑桥角及其邻近部位的肿瘤、炎症、外伤，以及三叉神经分支部位的病变所引起。

中医认为，本病是由于风、寒邪气客于面部经络，致使经络拘急收引所致。或由于肝气郁结，郁而化火，夹胃热循经上扰；或素体阴虚，房劳伤肾，阴虚火旺，虚火上炎，烧灼筋脉所致。

【鉴别诊断】

1. 扳机点　常位于鼻翼、齿龈、上下唇等处。牵拉或是轻触扳机点可激发疼痛发作。

2. 动作与表情　发作时常突然停止说话、吃饭等活动，皱眉咬牙、张口掩目，或用手掌用力揉擦颜面，以致皮肤异常增厚、粗糙，眉毛脱落，表情极其痛苦，常伴有面肌和咀嚼肌阵发性痉挛，即"痛性抽搐"，结合膜充血、流泪及流涎。

3. 神经系统　无异常体征，少数有面部感觉减退。此类患者应详细询问是否做过针灸、封闭、射频或其他手术治疗史。但是，不可一味地认定面部感觉障碍由封闭、射频引起而忽略继发性三叉神经痛，必要时可行腰椎穿刺，颅底和内听道 X 线、颅脑 CT 扫描或 MRI 等检查，以助鉴别。

4. 诱发因素　刮胡须、刷牙、风吹说话、吃饭、洗脸等均可诱发疼痛发作,以致患者精神紧张竭力小心,不敢进食、说话、洗脸、刷牙。

5. 疼痛部位　为下颌、面部、口腔的某一点开始扩散到三叉神经某一支。随着病情进展,范围逐渐扩大及其他分支,以第2支、第3支最易受累。但其疼痛范围绝对不超过中线,亦不超过三叉神经分布区域。偶有双侧三叉神经痛发作者。

6. 疼痛规律　疼痛为阵发性,骤起骤停,持续时间为数秒至1~2分钟。发作频繁不定,因病情发展而增多,夜间安静状态发作次数可减少。间歇期无任何不适。

7. 疼痛发作性质　如撕裂、烧灼、电击样、刀割、针刺剧烈难以忍受的疼痛,甚至有以自杀来解脱的念头和行动。

8. 三叉神经痛患者的发病特点　大部分是在40岁以后发病。

【辨证要点】

面痛突然发作,呈阵发性闪电样剧痛,痛如刀割、针刺、持续时间短暂,数秒钟或数分钟后缓解,反复发作,常因触及面部某一点诱发疼痛发作。

1)若面痛兼见局部面部肌肉抽搐、流泪、流涕及流涎等,苔薄白,脉弦紧者为外感风寒。

2)若面痛呈灼痛性质,兼见烦躁易怒,口渴、便秘,苔黄而干,脉弦数者为肝胃邪火上扰。

3)若痛势缓和,病史较久,兼见腰酸神倦,遇劳则面痛发作或加剧,形体消瘦,舌红少苔,脉细数者为阴虚火旺。

【针灸治疗及关键技术】

治法:温经散寒,清泻肝胃,益阴清热,和络止痛。

主穴:合谷、太冲、四白、下关、太阳。

配穴:①额部痛加攒竹、阳白、头维、后溪;②上颌部痛加颧髎、上关、迎香;③下颌痛加夹承浆、颊车、翳风、内庭;④感受风寒加风池、风府;⑤肝胃火盛加内庭、阳陵泉、蠡沟、大陵;⑥阴虚火旺加照海、三阴交。

附：电针法

取同侧合谷、三间穴。选用疏密波，频率1～100 Hz，可取得即刻止痛效果。

眩　　晕

【中西医病名】

中医病名：目视眼花、视物发黑为眩；头晕旋转不定、不能站稳为晕。

西医病名：高血压、动脉硬化、贫血、神经症、耳源性眩晕等。

【病因病机】

中医认为，本病为主要是风、痰、虚三方面原因。凡忧郁恼怒，日久气郁化火，风阳升动，上扰清空，发为眩晕。嗜酒肥甘，饥饱劳倦，伤于脾胃，健运失司，以致水谷不化精微，聚湿生痰，痰湿中阻，清阳不升，浊阴不降，发为眩晕。虚有气血亏虚与肾精不足之分，久病不愈耗伤气血，或失血之后。虚而不复，或脾胃虚弱，不能运化水谷以化生气血，以致气血两虚，气虚则清阳不升，血虚则脑失所养，皆能发生眩晕。肾为先天之本，藏精生髓。若先天不足，肾阴不充；或老年肾亏；或久病伤肾；或房劳过度，导致肾精亏耗，不能生髓，而脑为髓之海，髓海不足，上下俱虚，发为眩晕。

【诊断要点】

眩晕发作时的特征是常常会感到天旋地转的晕，甚至出现恶心、呕吐、冒冷汗等自主神经失调的症状。眩晕症通常反映出前庭部位的病变，它是一种症状，并不是一个疾病。

【鉴别诊断】

1. 真性眩晕（周围性、前庭外周性）　呈阵发性的外物或本身的旋转、倾倒感、堕落感，症状重，多伴有明显的恶心、呕吐等自主神经症状，持续时间短，数十秒至数小时，很少超过数天或数周者。

多见于前庭外周性病变。

2. 假性眩晕(中枢性、脑性) 为外物或自身的摇晃不稳感,或左右或前后晃动,注视活动物体时,或嘈杂环境下加重。症状较轻,伴发自主神经症状不明显,持续时间较长,可达数月之久。多见于脑部和眼部等疾患。

【辨证要点】

1. 肝阳上亢 眩晕耳鸣,头痛且胀,每因烦劳或恼怒而头痛、头晕加剧,兼见面部潮红,急躁易怒,少寐多梦,口苦等症,舌红,苔黄,脉弦。

2. 痰浊中阻 眩晕而头重如蒙,兼见胸闷恶心,食少多寐,舌苔白腻,脉濡滑。

3. 气血亏虚 眩晕时常发作,动则加剧,劳累即发,兼见面色㿠白,唇甲不华,气短懒言,神疲纳呆,心悸失眠,舌质淡,脉细弱。

4. 肾精不足 眩晕而精神萎靡,少寐多梦,健忘,腰膝酸软,遗精耳鸣。偏阴虚五心烦热,舌红,脉细数;偏于阳虚者,形寒肢冷,舌质淡,脉沉细无力。

【针灸治疗及关键技术】

1. 肝阳上亢

主穴:风池、太冲、侠溪、太溪、三阴交。

配穴:① 耳鸣加翳风、绝骨;② 头胀加太阳、合谷;③ 急躁者加内关;④ 口苦加阳陵泉、足临泣;⑤ 少寐多梦加神门、四神聪。

2. 痰浊中阻

主穴:头维、中脘、合谷、丰隆、解溪。

配穴:① 胸闷加膻中;② 恶心呕吐加内关;③ 食少多寐加足三里。

3. 气血亏虚

主穴:百会、足三里、三阴交、心俞、脾俞、胃俞。

配穴:① 心悸、失眠加神门;② 纳呆加中脘。

4. 肾精不足

主穴:百会、风府、肾俞、绝骨、太溪。

配穴：① 偏阴虚加照海、涌泉、神门；② 偏阳虚者加命门、关元。

不　寐

【中西医病名】

中医病名：不寐。

西医病名：神经衰弱、失眠、睡眠障碍。

【病因病机】

心藏神、主神明故失眠的病位在心，但足太阴脾经注心中，足少阴肾经络心中，足三阳经别均贯通于心，另外肝藏魂，主疏泄，与精神活动有密切关系，因此失眠与心、肝、脾、肾、胃、胆均有密切关系。或因思虑劳倦，内伤心脾，生血之源不足，心神失养；或由于惊恐房劳伤肾，以致心火独炽，心肾不交，神志不宁；或因心胆虚怯，心神失宁；或因情志抑郁，肝胆扰动；或因饮食不节，胃气不和，浊气上犯神明。

【诊断要点】

临床常表现为入睡困难、睡眠中间易醒及早醒、睡眠质量低下、睡眠时间明显减少，有的严重患者还彻夜不眠等。长期失眠易引起心烦意乱，疲乏无力，甚至以头痛、多梦、多汗、记忆力减退，还可引起一系列临床症状，并诱发一些心身疾病。

【鉴别诊断】

不寐应与一时性失眠、生理性少寐、它病痛苦引起的失眠相鉴别。不寐是以单纯性的失眠为症状，表现为持续的、严重的睡眠困难。若因一时性情志影响或生活环境改变引起的暂时性失眠不属病态。至于老年人少寐早醒，亦多属于生理状态。若因其他疾病引起失眠者，则应以祛除有关病因为主。

【辨证要点】

1. 心脾两虚　夜间不易入睡，睡则多梦易醒，心悸健忘，头晕目眩，肢倦乏力，易汗出，脘痞，便溏，舌淡，苔薄白，脉细弱。

2. 阴虚火旺　虚烦不寐,或稍寐即醒,头晕耳鸣,腰膝酸软,遗精,健忘,五心烦热,舌红,脉细数。

3. 肝火上扰　烦躁易怒,难以入睡,头晕头痛,胁肋胀痛,口苦,舌苔薄黄,脉弦数。

4. 胃脘不和　睡眠不实,心中懊侬,脘痞嗳气,嗳腐吞酸,苔厚腻,脉滑腻。

5. 宁心安神　心悸多梦,善惊多恐,舌淡,脉弦细者,属心胆虚怯。

【针灸治疗及关键技术】

主穴:四神聪、印堂、神门、三阴交。

配穴:① 心脾两虚加心俞、脾俞;② 阴虚火旺加心俞、肾俞、照海;③ 肝火上扰加肝俞、大陵、行间;④ 胃腑失和加中脘、足三里、内关;⑤ 心胆气虚加心俞、胆俞、阳陵泉、丘墟。

感　冒

【中西医病名】

中医病名:感冒、伤风。

现代病名:上呼吸道感染、流行性感冒。

【病因病机】

1) 气候突变,六淫肆虐,冷热失常,卫外之气未能及时应变,以致虚邪贼风伤人。

2) 生活起居不当,寒温失调,如更衣脱帽、贪凉露宿、冒风淋雨等而致外邪乘袭。

3) 过度劳累,耗伤体力,肌腠不密,营卫失和,因而感受外邪。

4) 因素质关系而致内外相引发病。阳虚者易受风寒,阴虚者易受燥热。

【诊断要点】

感冒是风邪侵袭人体,以鼻塞、流涕、喷嚏、头痛、恶寒、发热、周身酸痛为主要临床表现的外感病。

【鉴别诊断】

1. 与鼻腔疾病的鉴别

(1) 过敏性鼻炎：有过敏史，呈季节性（花粉症）或常年打喷嚏、鼻溢、鼻充血伴瘙痒感。症状特征和鼻分泌物内嗜酸性粒细胞增加有助于本病诊断。

(2) 血管舒缩性鼻炎：无过敏史，以鼻黏膜间歇性血管充盈、打喷嚏和流清涕为特点，干燥空气能使症状加重。根据病史，以及有无脓涕和痂皮等，可与病毒性或细菌性感染相鉴别。

(3) 萎缩性鼻炎：鼻腔异常通畅，黏膜固有层变薄且血管减少，嗅觉减退并有痂皮形成及臭味，容易鉴别。

(4) 鼻中隔偏曲、鼻息肉：鼻镜检查即可明确诊断。

2. 与某些急性传染病的鉴别 如麻疹、脑炎、流行性脑脊髓膜炎、脊髓灰质炎、伤寒、斑疹伤寒和HIV感染前驱期等上呼吸道炎鉴别。根据症状病史、动态观察和相关实验室检查，鉴别不难。

【辨证要点】

1. 风寒型 恶寒重，发热轻，无汗，头痛，肢节酸痛，鼻塞声重，时流清涕，喉痒，咳嗽，痰液稀薄色白，口不渴，或渴喜热饮。舌苔薄白，脉浮或浮紧。

(1) 风寒夹气滞：兼风头重体倦，胸闷泛恶，纳呆腹泻，口淡，舌苔白腻，为风寒夹湿，兼见胸闷不舒，甚则胁肋疼痛，脉弦紧者。

(2) 气虚兼感风寒：兼见倦怠无力，气短懒言，汗出，舌苔薄白，脉浮无力；或反复感冒或病后迁延难愈者。

2. 风热型 发热较著，微恶风，汗泄不畅，头胀痛，咳嗽，痰黏而黄，咽燥；或咽喉乳蛾红肿疼痛，鼻塞，流黄浊涕，口渴欲饮。舌边尖红，舌苔薄白微黄，脉浮数。

(1) 夏令感冒多夹暑湿：发热较高，有汗而热不解，身重倦怠，口渴，小便黄赤；舌红，苔黄，脉濡数。

(2) 兼血虚者：面色少华，唇爪色淡，头晕，心悸，舌苔薄白，脉细。

(3) 兼阴虚者：心烦,口渴,咽干,手足心热,舌红,脉细数。

【针灸治疗及关键技术】

1. 风寒型　祛风散寒,宣肺解表。

治法：取手阳明、太阴和足太阳经穴,可泻法,可灸。

主穴：列缺、合谷、风门、风池。

配穴：① 风寒夹湿加阴陵泉、尺泽；② 风寒夹气滞加肝俞、阳陵泉、太冲；③ 气虚加膏肓、足三里；④ 背痛加肺俞、风门、大杼拔罐或走罐。

2. 风热型　疏散风热,清肃肺气。

治法：取手太阴、阳明、少阴经穴为主,泻法或点刺出血。

主穴：鱼际、尺泽、曲池、内庭、大椎、外关。

配穴：① 咽喉肿痛加少商,三棱针点刺出血；② 夹暑热加中脘、足三里；③ 血虚加三阴交；④ 阴虚加照海。

哮　喘

【中西医病名】

中医病名：哮喘、哮病、哮证、哮,属于痰饮病中的"伏饮"范畴。

西医病名：支气管哮喘、喘息性支气管炎、肺气肿、左心衰竭引起的喘息性呼吸困难,以及其他急性肺部过敏性疾患所致的以哮喘为主要表现者。

【病因病机】

哮喘的发生,痰为根本,痰的产生责之于肺不能布散津液、脾不能转输精微、肾不能蒸化津液,以致津液凝聚成痰,伏藏于肺,复因外感、饮食、情志、劳倦等诱因引触,导致痰阻气道,气因痰阻,相互搏结,壅塞气道,肺管狭窄,通畅不利,肺气宣降失常,出现喘息、气促、喉中有痰鸣声等症。

【诊断要点】

1) 发作时喉中哮鸣有声,呼吸困难,甚则张口抬肩,不能平卧,或口唇指甲发绀等。

2) 呈反复发作性。常因气候突变、饮食不当、情志失调、劳累等因素诱发。发作前多有鼻痒、喷嚏、咳嗽、胸闷等先兆。

3) 有过敏史及家族史。

4) 两肺可闻及哮鸣音,或伴有湿啰音。

5) 血嗜酸性粒细胞可增高。

6) 痰液涂片可见嗜酸细胞。

7) 胸部 X 线检查一般无特殊改变,久病可见肺气肿征。

【鉴别诊断】

1. 喘证　哮病与喘证都有呼吸急促的表现,但哮必兼喘,喘未必兼哮。哮指声响言,喉中有哮鸣声,是一种反复发作的独立性疾病;喘指气息言,为呼吸气促困难,是多种急、慢性疾病的一个症状。

2. 支饮　支饮亦可表现为痰鸣气喘的症状,与哮病发作期相似,但大多是由于慢性咳嗽经久不愈,逐渐加重而成咳喘,病势时轻时重,发作与间歇期的界限不清,咳喘重于哮鸣;哮病呈间歇发作,突然起病,迅速缓解,喉中哮鸣声重而咳轻,或不咳,两者显著不同。

3. 肺胀　肺胀为多种慢性肺部疾病长期反复发作,肺、脾、肾三脏虚损,痰瘀相结,致肺气壅滞,肺体胀满,肺不敛降而成,以喘促、咳嗽、咳痰、胸部膨满、憋闷如塞等为临床特征;哮病为诱因引触宿痰,痰阻气道,气因痰阻,相互搏结,壅塞气道,肺失宣降而成,痰鸣气喘呈发作性,有明显区别。但哮病长期反复发作,可向肺胀转化。

【辨证要点】

1. 辨已发未发

(1) 发作期:喉中哮鸣有声,呼吸气促困难,甚则喘息不能平卧。

(2) 缓解期:无典型症状,若病程日久,反复发作,导致身体虚弱,平时可有轻度哮证,以肺、脾、肾虚损为主要表现。

2. 辨实证与虚证

(1) 实证:呼吸急促,喉中痰鸣有声,甚则张口抬肩,不能平卧,胸闷窒塞,烦躁不安,或伴寒热,脉实。

(2) 虚证

1) 肺脾气虚:咳喘气短,动则加剧,咳声低怯,痰液清稀,自汗畏风,神疲倦怠,纳呆,便溏,舌淡,苔薄白,脉濡弱。

2) 肺肾阴虚:气短而喘,咳痰黏少,口干咽燥,头晕耳鸣,腰膝酸软,潮热盗汗,舌红,苔少,脉细数。

3) 心肾阳虚:咳喘气逆,呼多吸少,咳痰稀白,畏寒肢冷,尿少浮肿,面唇青紫,舌淡暗,苔白,脉沉细。

3. 辨痰性质

(1) 寒哮:哮鸣如水鸡声,咳痰清稀,或色白如泡沫,口不渴,舌淡,苔白滑,脉浮紧。

(2) 热哮:痰鸣如吼,胸高气粗,咳痰黄稠,咳吐不利,口渴喜饮,舌红,苔黄腻,脉滑数。

(3) 痰哮:喘咳胸闷,但坐不得卧,痰涎壅盛。苔白滑腻,脉滑。

(4) 风哮:反复发作,时发时止,发时喉中哮鸣,止时如常人,或伴恶风、汗出。舌淡,苔薄白,脉浮。

【针灸治疗及关键技术】

1. 基本治疗

(1) 发作期

治法:降气定喘。

主穴:天突、肺俞、定喘。

配穴:① 风寒外袭加风门、风池;② 风热犯肺加大椎、尺泽;③ 痰热壅肺加丰隆、曲池。

(2) 缓解期

治法:肃肺降气,固肾纳气。

主穴：肺俞、定喘、膻中、中府、太渊、太溪。

配穴：① 肺脾气虚加气海、脾俞；② 肺肾阴虚加膏肓、太溪；③ 心肾阳虚加心俞、命门。

2. 其他治疗

（1）穴位贴敷法：肺俞、膏肓、肾俞、膻中、定喘。用炒白芥子20 g，甘遂15 g，细辛15 g共为细末，用生姜汁调粉成糊状，制成药饼如蚕豆大，上放少许丁桂散或麝香，敷于穴位上，用胶布固定。贴30～60分钟，以局部有红晕微痛为度。若起泡，消毒后挑破，保持局部干燥，防止感染。一般常在"三伏天"贴敷，即所谓冬病夏治。

（2）穴位埋线法：膻中、定喘、肺俞。常规消毒后，局部浸润麻醉，用一次性埋线针，将"0"号羊肠线埋于穴位下肌肉层，每10～15天更换一次。

（3）耳针法：平喘、下屏尖、肺、神门、皮质下。每次取2～3个穴位，捻转法用中、强度刺激，适用于哮喘发作期。

胃　痛

【中西医病名】

中医病名：胃痛，或称胃脘痛，由于痛近心窝部，故古代有"胃心痛""心下痛"等名称。

西医病名：急、慢性胃炎，胃或十二指肠溃疡，胃痉挛及胃神经官能症，胃下垂等。

【病因病机】

胃与脾相为表里，肝对脾、胃具有疏泄作用，故胃病与肝、脾有密切关系。如因情志失调，饥饱失常，或饮食不慎，过食生冷辛辣，损伤脾胃，以致脾失健运、胃失和降而致胃痛者为饮食积滞所致。

【诊断要点】

胃脘部疼痛，常伴食欲缺乏，痞闷或胀满、嗳气、泛酸、嘈杂、恶心呕吐等症。发病常与情志不畅、饮食不节、劳累、受寒等因素有关。

上消化道钡餐 X 线检查、纤维胃镜及组织病理学活检等,可见胃、十二指肠黏膜炎症及溃疡等病变。大便或呕吐物隐血试验强阳性者,提示并发消化道出血。

【鉴别诊断】

1. 真心痛　为当胸而痛,常偏于左胸部,其疼痛多为刺痛、剧痛,或如割如绞,痛引肩背或向左背内侧放射,突然发病,其痛剧烈难以忍受,常伴有气短、汗出等,病情较急较重。心电图检查可见 ST 段和 T 波改变,病情严重者可出现心律失常、心力衰竭、休克等,并发症有高血压、冠心病、高脂血症、糖尿病等。

2. 痞满　胸腹间痞闷、满胀不舒的一种自觉症状。本病是指心下痞塞,胸膈满闷,触之无形,按之不痛,望无胀大的病证,得食则胀,嗳气则舒;慢性起病,时轻时重,反复发作,缠绵难愈。

3. 腹痛　胃脘部以下到耻骨毛际部位以上部位发生疼痛为主,多由脏腑气机不利、经脉失养而成,从疼痛部位上可以区别。

【辨证要点】

1. 食积阻滞　胃脘胀痛,拒按,嗳气腐臭,不思饮食,食后痛甚,或吐未消化食物,吐食或矢气后痛减,苔厚腻,脉滑。

2. 肝气犯胃　胃脘胀闷,攻痛连胁,嗳气频繁,或呕逆酸苦,郁怒则甚,舌苔薄白,脉沉弦。

3. 脾胃虚寒　胃脘隐痛,泛吐清水,喜按喜暖,得热痛减,神疲肢软,手足不温,舌苔薄白,脉软弱。

【针灸治疗及关键技术】

1. 基本治疗

(1) 食积阻滞

治法:消食导滞,和胃止痛。

取穴:取胃之募穴、足阳明经腑穴为主。中脘、内关、足三里、梁门、天枢。

针刺用泻法,胃脘胀痛胃痛发作时,用强刺激手法,并可配合电针,以痛止为度,留针 10~15 分钟。以后可根据病情,酌情增减穴位,每次3~5穴,留针30分钟,运针1~2次,每日或隔日治疗1次,6次为1个疗程。

随症加减:痛甚加梁丘、公孙;胃火加厉兑;伤冷加中脘拔罐。

(2) 肝气犯胃

治法:疏肝理气,和胃止痛。

取穴:取足厥阴、足阳明经腧穴为主。期门、中脘、内关、足三里、太冲。

针用泻法,疼痛发作时,用强刺激手法,以痛止为度,留针10~15分钟,一般都能止痛。后可根据病情,每次选3~5穴,留针30分钟。运针1~2次,每日或隔日1次,6次为1个疗程。

随症加减:脘痞腹胀加脾俞、公孙;嗳气、呕酸加阳陵泉、丘墟。

(3) 脾胃虚寒

治法:温中散寒,和胃止痛。

取穴:取背俞、任脉经穴为主。脾俞、胃俞、中脘、章门、足三里、三阴交。

针刺用补法,施以重灸。胃痛发作时,针后可加强运针,以止痛为度。以后可根据病情,每日或隔日治疗1次,每次取3~5穴,留针30分钟,10次为1个疗程。

随症加减:胃寒食积加公孙、气海;脾虚泄泻加天枢、大肠俞(针后加灸);胃中灼热加太溪;吐血、便血去中脘、章门加膈俞、血海。

2. 其他疗法

(1) 耳针:胃或十二指肠、脾、肝、交感、神门、皮质下、三焦、腹。每次取3~5穴,痛剧时用强刺激,疼痛缓解时用中等刺激,留针20~30分钟,每日或隔日1次,10次为1个疗程。或用耳压丸法,每周1~2次,由患者每日自行按压3次,每次每穴不少于20遍。

(2) 穴位注射:多用于慢性胃炎。选用红花当归川芎注射液、黄芪注射液,或0.5%~1.0%普鲁卡因注射液1~2 mL,注射于胃俞、脾俞、中脘、相应夹脊穴、内关、足三里穴内,每次2~3穴,每日或隔日 1 次。

（3）穴位埋线：多用于胃、十二指肠溃疡。上脘透中脘、脾俞透胃俞、足三里。三组穴位轮流使用，用羊肠线埋植，每周 1 次，3 周为 1 个疗程。

（4）拔罐：多用于虚寒性胃病。可用大型或中型火罐。取上腹部和背部六位，于针灸后拔火罐，每次 5～10 分钟。

呃　　逆

【中西医病名】

中医病名：哕、哕逆、呃逆等。

西医病名：单纯性膈肌痉挛。

【病因病机】

呃逆由寒气犯胃、饮食不当、情志不和或正气亏虚等导致胃气上逆动膈所致。病位在膈，与胃、肺、肾、肝等脏腑功能失调有关。病机关键在于胃失和降，气逆动膈。

【诊断要点】

以气逆上冲、喉间呃呃连声、声短而频、令人不能自制为主症，其呃声或高或低，或疏或密，间歇时间不定；常伴有胸膈间不舒、嘈杂灼热、腹胀、嗳气等症；多有受凉、饮食、情志等诱发因素，起病多较急。

【鉴别诊断】

1. 干呕　干呕患者多作呕吐状，发呕吐声，无物呕出，或仅有少量痰涎而无食物呕出，其声音特点与呃逆有所差别。

2. 嗳气　嗳气乃胃气阻郁，气逆于上，冲咽而出，声音沉缓而长，多伴酸腐气味，食后多发。

【辨证要点】

1. 辨虚实寒热

1）实证呃声响亮有力，连续发作。

2）虚证呃声时断时续，低长无力。

3) 寒证呃声沉缓,面青肢冷便溏。

4) 热证呃声高亢而短,面红肢热,烦渴便结。

2. **辨病情轻重** 一时气逆而发的暂时性呃逆,属于生理现象,无需治疗。呃逆反复发作,兼次症明显,或出现在其他急、慢性疾病过程中,则多属病理反应引起的呃逆,当辨证论治。

【针灸治疗及关键技术】

1. **基本治疗**

治法:宽胸利膈,和胃降逆。

主穴:天突、膈俞、膻中、中脘、内关、足三里。

配穴:① 胃火上逆加胃俞、内庭;② 胃寒积滞加胃俞、建里;③ 胃阴不足加胃俞、三阴交;④ 脾胃阳虚加脾俞、命门;⑤ 肝气郁滞加期门、太冲。

2. **其他治疗**

(1) 穴位注射法:足三里双侧。阿托品 0.5 mg,每穴位注入 0.25 mg。

(2) 穴位贴敷法:涌泉双侧。吴茱萸 10 g 研细末,醋调成膏状,贴敷穴位,胶布或伤湿止痛膏固定。

(3) 耳针法:膈、胃、神门、脾、肝、肾。毫针强刺激或王不留行压丸。

(4) 指压法:手指按压眼球或持续按压翳风、丝竹空、攒竹。

脏 器 下 垂

脏器下垂是指正常的内脏器官通过一定的纽带和筋膜固定在腹壁上,这些纽带和筋膜都有一定的伸缩性。当腹腔内的压力和腹壁的紧张度减低时,内脏器官就可能脱离固定的位置而发生下垂,这些脏器的下垂,可单独出现,也可同时发生,医学上统称为"脏器下垂"。脏器下垂的因素主要是体弱、消瘦和多病等情况,尤以瘦弱的中老年人更多见。内脏下垂中胃下垂、子宫下垂、直肠脱垂、疝气等临床较常见。

(一)胃下垂

【中西医病名】

中医病名：胃痛、胃缓、痞满、腹胀等范畴。

西医病名：胃下垂。

【病因病机】

素体脾胃虚弱，或长期饮食失节、劳倦过度等损伤脾胃，脾虚气陷，肌肉不坚，无力托举胃体所致。基本病机总属脾虚气陷，无力升举。

【诊断要点】

患者形体消瘦，轻者无明显症状，重者常见上腹坠胀、疼痛不适，多在食后、久立及劳累后加重，平卧后减轻或消失。常见胃脘饱胀、厌食、恶心、嗳气、腹泻或便秘等症状，甚至还可以出现站立昏厥、低血压、心悸、乏力、眩晕等表现。也可同时伴有肝、肾、结肠等脏器的下垂。

影像学表现 X 线钡餐透视可以确诊，可见胃小弯切迹或幽门管低于髂嵴连线，胃成长钩型或无力型，上窄下宽，或几乎整个胃部都位于腹腔左侧。

【鉴别诊断】

1. 胃痛　主要症状是胃脘部疼痛，常伴有胃脘部痞满、恶心呕吐、食欲缺乏、吞酸嘈杂等症状。

2. 痞满　以胃脘痞塞，满闷不舒为主症，并有按之柔软，压之不痛，望无胀形的特点。

【辨证要点】

1. 脾虚气陷　形体消瘦，面色无华，心悸眩晕，食少乏力，脘腹隐痛，坠胀不适，久立、饮食、劳累后加重，平卧减轻，舌淡，苔薄，脉细弱。

2. 胃失和降　脘腹隐痛，坠胀不适，兼见痞满、恶心等症状。

3. 肝郁气滞　脘腹隐痛，坠胀不适，兼见嗳气，喜叹息，遇烦恼加重，舌苔薄白，脉弦。

【针灸治疗及关键技术】

1. 基本治疗

治法：健脾益气，升阳举陷。

主穴：中脘、气海、百会、胃俞、脾俞、足三里。

配穴：① 痞满、恶心加公孙、内关和降胃气；② 嗳气、喜叹息加太冲、期门疏肝理气。

2. 其他治疗

(1) 耳针：取胃、脾、交感、皮质下。毫针刺法，也可埋针或用王不留行贴压。

(2) 穴位注射：取穴同针灸处方，每次选1～3穴。取黄芪注射液或生脉注射液，每次每穴注入1 mL。

(3) 穴位埋线：取中脘、脾俞、胃俞、气海、足三里等穴。行常规穴位埋线。2周1次。

（二）子宫脱垂

【中西医病名】

中医病名：阴挺、阴脱、阴㿗。

西医病名：子宫脱垂。

【病因病机】

1. 气虚　素体虚弱，中气不足，分娩时用力太过，或产后操劳持重，或久嗽不愈，或年老久病，便秘努责，损伤中气，气虚下陷，冲任不固，带脉失约，系胞无力，以致子宫脱垂。

2. 肾虚　先天不足，或房劳多产，或年老体弱，肾气亏虚，冲任不固，带脉失约，系胞无力，致使子宫脱垂。主要机制是冲任不固，带脉失约，提摄无力。

【诊断要点】

1. 病史　多有分娩损伤，产后过劳，或长期咳嗽、便秘病史，或产育过多，或年老久病等。

2. 症状　小腹下坠，阴中有物脱出，持重、站立及腹压增加时加重，严重时不能自行还纳。

3. **检查** 主要检查脱垂程度及有无阴道前后壁的膨出。根据检查时患者平卧用力向下屏气时子宫下降的程度,将子宫脱垂分为三度。

Ⅰ度:① 轻型:宫颈外口距处女膜缘<4 cm,未达处女膜缘。② 重型:宫颈外口以达处女膜缘,阴道口可见子宫颈。

Ⅱ度:① 轻型:宫颈脱出阴道口外,宫体仍在阴道口内。② 重型:部分宫体脱出阴道口外。

Ⅲ度:宫颈及宫体全部脱出于阴道口外。

【鉴别诊断】

1. **宫颈延长** 可通过触诊鉴别。妇科检查时,阴道前后壁无膨出,阴道内宫颈虽长,但宫体仍在盆腔内,向下屏气并不移位。

2. **阴道壁囊肿** 阴道可见囊性,壁薄肿物,界限清楚,位置固定不移。

3. **子宫黏膜下肌瘤或宫颈肌瘤** 阴道可见红色球状块物,质硬,突出物表面找不到宫颈外口。其周围或一侧可触及被扩张的宫颈边缘。

【辨证要点】

主要根据子宫脱垂程度及兼症舌脉辨其属气虚或肾虚。

1. **气虚** 子宫下移,或脱出阴道口外,劳则加剧,平卧则还纳,小腹下坠,神倦乏力,少气懒言,面色少华。

2. **肾虚** 子宫下移,或脱出阴道口外,小腹下坠,小便频数或不利,腰膝酸软,头晕耳鸣。

【针灸治疗及关键技术】

1. **基本治疗**

治法:补气益肾,固摄胞宫。

主穴:百会、气海、大赫、维道、子宫。

配穴:① 中气下陷加足三里、脾俞;② 肾虚失固加肾俞、太溪。

2. **其他治疗**

(1) 穴位注射:取关元、气海、肾俞、足三里。每次选用 2 穴,用黄芪注射液或当归注射液,常规穴位注射。

(2) 耳针:取内生殖器、皮质下、交感、脾、肾。毫针刺法,或埋针法、压丸法。

(3) 穴位贴敷:取百会、神阙。用蓖麻籽 10~20 粒,捣烂成泥膏状,贴敷于穴位上。

(4) 芒针:取子宫、提托、气海、带脉。每次选用 1 穴,用 3~5 寸长毫针,针尖朝下耻骨联合方向,横行刺入肌层,反复捻转,使患者会阴和小腹有抽动感,或单向捻针,使肌纤维缠绕针身后,再缓慢提针,隔日 1 次。

(三)直肠脱垂

【中西医病名】

中医病名:肛脱。

西医病名:直肠脱垂。

【病因病机】

1. **虚证** 多因小儿气血未充、肾气不足;老人气血衰弱、中气不足;多产妇女耗精伤血、肾气亏损;另外,久泄、久痢或久咳也致脾气亏虚、中气下陷。

2. **实证** 多因湿热蕴结,下注大肠,络脉瘀滞。

【诊断要点】

以肛门脱出为主症。轻者排便时肛门脱出,便后可自行回纳;重者稍劳、咳嗽亦可脱出,便后需用手帮助回纳,伴神疲乏力、食欲缺乏、排便不尽和坠胀感。

西医学将直肠脱垂常分为三度。

Ⅰ度脱垂为直肠黏膜脱出,呈淡红色,长 3~5 cm,触之柔软无弹性,不易出血,便后可自然恢复。

Ⅱ度脱垂为直肠全层脱出,色淡红,长 5~10 cm,呈圆锥状,表面为环状而有层次的黏膜皱襞,触之较厚,有弹性,肛门松弛,便后有时需用手回复。

Ⅲ度脱垂为直肠及部分乙状结肠脱出,长达 10 cm 以上,呈圆柱形,触之甚厚,肛门松弛无力。

【鉴别诊断】

痔疮,根据痔核的位置可分为内痔、外痔、混合痔三种。生于齿线以上者为内痔;生于齿线以下者为外痔;内、外痔兼有者为混合痔。临床以内痔为多。本病以便血、痔核脱出、疼痛、瘙痒为主症。

【辨证要点】

1. 脾虚气陷　脱肛遇劳即发,便时肛内肿物脱出,色淡红。伴有肛门坠胀、神疲乏力、食欲缺乏、面色萎黄,头晕心悸。舌淡、苔薄白,脉细弱。

2. 肾气不固　脱肛每遇劳累即发或加重,肛内肿物脱出,肛门坠胀,肛门松弛,腰膝酸软,头晕耳鸣,舌淡、苔薄白,脉沉细。

3. 湿热下注　多见于痢疾急性期或痔疮发炎时,肛门红肿痛痒,大便时肛门灼热、坠痛,肛门肿物脱出,色紫暗或深红,舌红、苔黄腻,脉弦数。

【针灸治疗及关键技术】

1. 基本治疗

治法:脾虚气陷、肾气不固者补中益气、培元固本;湿热下注者清利湿热、提托止痛。

主穴:长强、百会、承山、大肠俞。

配穴:① 脾虚气陷加脾俞、气海、足三里调补脾胃、益气固摄;② 肾气不固加气海、关元、肾俞补益肾气、培元固本;③ 湿热下注加三阴交、阴陵泉清热除湿、疏调肛门气机而固脱。

2. 其他治疗

(1) 皮肤针:在肛门周围外括约肌部位轻轻叩刺,每次10~15分钟。

(2) 挑治:在 L_3~S_2 之间足太阳经第一侧线上,任选1~2个反应点进行挑治。每周治疗1~2次。

(3) 耳针:取直肠、大肠、皮质下、神门。毫针中强度刺激;也可埋针或用王不留行贴压。

（4）穴位注射：按针灸处方取穴。用生理盐水或维生素 B_1、维生素 B_{12} 注射液行常规穴位注射。

（四）疝气

【中西医病名】

中医病名：小肠气、偏坠。

西医病名：疝气。

【病因病机】

寒湿之邪，凝滞任脉、足厥阴肝经，蕴结化热，或肝、脾二经湿热下注等均可导致睾丸肿大、阴囊肿痛；劳累过度，气虚肌弱，筋脉迟缓，失于摄纳；年老体弱，小儿形体未充等，也可导致小肠脱入阴囊。

【诊断要点】

本病以少腹肿胀疼痛、痛引睾丸或睾丸、阴囊肿胀疼痛为主症。常因久立、劳累、咳嗽、忿怒等诱发或加重。

【辨证要点】

1. 寒疝　少腹、睾丸及阴囊牵掣绞痛或肿胀冷痛，形寒肢冷，面色苍白，舌淡、苔白，脉弦紧或沉伏。

2. 湿热疝　睾丸或阴囊肿大、疼痛、灼热、拒按，伴恶寒发热、肢体困重、便秘、溲赤，舌苔黄腻，脉濡数。

3. 狐疝　少腹与阴囊部牵连坠胀疼痛，控引睾丸，阴囊时大时小，立时睾丸下坠、阴囊肿大，卧则睾丸入腹、阴囊肿胀自消，重症以手托方能回复，伴食欲缺乏、气短、神疲乏力，舌淡、苔白，脉沉细。

【针灸治疗及关键技术】

1. 基本治疗

治法：寒疝温经通络、散寒止痛；湿热疝热化湿、消肿散结；狐疝补气升陷、活络止痛。

主穴：太冲、大敦、关元、归来、三阴交。

配穴：① 寒疝加灸神阙、气海温经散寒；② 湿热疝去关元，加中极、阴陵泉清热化湿；③ 狐疝加下巨虚、三角灸升陷止痛；④ 恶寒发热加合谷、外关清热散寒；⑤ 食少，食欲缺乏，疲乏无力加足三里、大包健胃益气。

2. 其他治疗

（1）耳针：取外生殖器、神门、交感、小肠、肾、肝。每次选2～3穴，毫针中强度刺激。

（2）穴位注射：取太冲、归来等穴，用复方氯丙嗪或维生素 B_{12} 注射液，每穴注入药液 0.5 mL。

胁　痛

【中西医病名】

中医病名：胁痛。

西医病名：肋间神经痛，急、慢性胆囊炎，胆石症，急、慢性肝炎，肝硬化，肝癌，胆道蛔虫症。

【病因病机】

情志不遂、饮食不节、跌扑损伤、久病体虚等诱发，引起肝气郁结，肝失条达，瘀血停着，痹阻胁络，湿热蕴结，肝失疏泄，肝阴不足，络脉失养，从而发生一侧或两侧胁肋部疼痛。基本病机总属肝胆络脉失和。

【诊断要点】

本病以一侧或两侧胁肋部疼痛为主要表现，可以诊断为胁痛。胁痛的性质可以表现为刺痛、胀痛、灼痛、隐痛、钝痛等不同特点。部分患者可伴见胸闷，腹胀，嗳气呃逆，急躁易怒，口苦纳呆，厌食恶心等症。常有饮食不节，情志内伤，感受外邪，跌扑闪挫或劳欲久病等病史。

【鉴别诊断】

1. 胸痛　病位在心肺，以胸痛为主症，并兼见心悸，胸闷，少寐等，而胁痛病位在肝胆，疼痛部位在胁肋，并有口苦，善呕，目眩等症。

2. 胃痛　病位在胃,疼痛部位以胃脘为主,兼见嗳气频作,嘈杂吞酸等症,而胁痛位于胁肋,兼有口苦,目眩,善太息等症。

3. 悬饮　病位主要在肺,疼痛每牵及胸,疼痛亦因咳唾而加重,并有病侧胁痛胀满,甚则病侧胸廓隆起,故悬饮与胁痛,不难作为鉴别。

4. 相关病症　黄疸、积聚、臌胀与胁痛的关系密切,与胁痛病机类似,且发生发展过程中皆可出现胁肋疼痛的症状,但黄疸以身目发黄为主症,积聚以腹中结块为主症,臌胀以腹大如鼓,青筋暴露为主症。

【辨证要点】

1. 辨虚实

(1) 实证:以气滞,郁热,血瘀,湿热为主,多病程短,来势急,症见疼痛较重而拒按,脉实有力。

(2) 虚证:多为阴血不足,脉络失养,症见其痛隐隐,绵绵不休,且病程长,来势缓,并伴见全身阴血亏耗表现。

2. 辨气血

(1) 胀痛属气郁:疼痛呈游走不定,时轻时重,症状轻重与情绪变化有关。

(2) 刺痛属血瘀:痛处固定不移,疼痛持续不已,局部拒按,入夜尤甚。

【针灸治疗及关键技术】

1. 基本治疗

治法:疏肝利胆,活络止痛。取足厥阴,足少阳为主。

主穴:期门、阳陵泉、支沟、丘墟。

配穴:① 肝郁气滞加太冲、内关;② 肝胆湿热加行间、阴陵泉;③ 瘀血阻络加膈俞、血海;④ 肝阴不足加肝俞、肾俞。

2. 其他治疗

(1) 耳针:取肝、胆、胸、神门。毫针刺法或压丸法。

(2) 皮肤针：取阿是穴，相应节段夹脊穴。叩刺至局部潮红或微出血，并加拔火罐。本病适用于瘀血阻络型胁痛。

(3) 穴位注射：取相应节段夹脊穴。选用10%葡萄糖注射液或维生素 B_{12} 注射液等，常规穴位注射。本病适用于肋间神经痛。

食道、贲门失弛缓症

【中西医病名】

中医病名：噎膈。

西医病名：食道、贲门失弛缓症。

【病因病机】

七情内伤、饮食不节、久病年老是导致本病的主要病因。本病病位在食道，属胃所主，病变脏腑与肝、脾、肾三脏有关。基本病机是脾、胃、肝、肾功能失调，导致津枯血燥，气郁、痰阻、血瘀互结，而致食管干涩，食管贲门狭窄。病理因素主要为气、痰、瘀。病理性质总属本虚标实。本病初期，以标实为主，由痰气交阻于食道和胃，故吞咽之时哽噎不顺，阻塞难下，继则瘀血内结，痰、气、瘀三者交互搏结，胃之通降阻塞，上下不通，因饮食难下，食而复出。久则气郁化火，或痰瘀生热，伤阴耗液，病由标实转为正虚为主，病情由轻转重。如阴津日益枯槁，胃腑失其濡养，或阴损及阳，脾胃阳气衰败，不能输化津液，痰气瘀结倍甚，多形成虚实夹杂证。

【诊断要点】

轻症患者主要为胸骨后不适，呈烧灼感或疼痛，食物通过有滞留感或轻度梗阻感，咽部干燥或有紧缩感。重症患者见持续性、进行性吞咽困难，咽下梗阻，吐出黏液或白色泡沫黏痰，严重时伴有胸骨后或背部肩胛区持续性钝痛，进行性消瘦。患者常有情志不畅、酒食不节、年老肾虚等病史。

上消化道钡餐、X线检查可显示食道或贲门部痉挛、狭窄、肿瘤等病变。

食道镜下做组织病理活检，或食道脱落细胞检查，可明确病变部位及性质。

【鉴别诊断】

1. 反胃　两者皆有食入即吐的症状。噎膈多系阴虚有热,主要表现为吞咽困难,阻塞不下,旋时旋吐,或徐徐吐出;反胃所属阳虚有寒,主要表现为食尚能入,但经久复出,朝食暮吐,暮食朝吐。

2. 梅核气　两者均见咽中梗阻不舒的症状。噎膈系有形之物瘀阻于食道,吞咽困难。梅核气则系气逆痰阻于咽喉,为无形之气,咽中有梗阻不舒的感觉,但无吞咽困难及饮食不下的症状。

【辨证要点】

1. 辨虚实　因忧思恼怒,饮食所伤,寒温失宜,而致气滞血瘀,痰浊内阻者为实;因热邪伤津,多郁多思,年老肾虚,而致津枯血燥、气虚阳微者属虚。新病多实,或实多虚少;久病多虚,或虚中夹实。吞咽困难,梗阻不顺,胸膈胀痛者多实;食道干涩,饮食难下,或食入即吐者多虚。

2. 辨标本主次　标实当辨气结、痰阻、血瘀三者之不同。气结为主者,多为梗阻不舒,胸膈痞胀,嗳气则舒;痰阻为主者,则见泛吐痰涎,胸膈满闷;血瘀为主者,常见胸膈疼痛或刺痛,痛处固定不移。本虚多责之于阴津枯槁为主。症见形体消瘦,皮肤干枯,舌红干裂少津。发展至后期可见气虚阳微之证,见面色㿠白,形寒气短,面浮足肿。

综上噎膈分为痰气交阻证、瘀血内结证、津亏热结证、气虚阳微证四大证型。

【针灸治疗及关键技术】

1. 基本治疗

治法:理气开郁、化痰消瘀、滋阴养血润燥。取任脉、足阳明经腧穴为主,以背俞穴及手厥阴经腧穴为辅。针刺补法,并可加灸。

主穴:天突、膻中、足三里、内关、上脘、胃俞、脾俞、膈俞。

配穴:① 便秘加照海;② 短气灸气海;③ 肢冷脉微灸命门、肾俞。

2. 其他治疗

(1) 电针:针刺穴位配合电针以加强刺激。

(2) 梅花针叩刺:常叩刺天突到神阙的任脉,以天突至鸠尾为重点。

(3) 艾灸:常用灸法有膻中穴麦粒灸,天突至鸠尾隔姜灸,神阙灸,足三里温针灸。

(4) 刮痧:常用部位为背部足太阳膀胱经一、二经线。

(5) 拔罐:常用穴位为鸠尾、中脘、气海、膈俞、脾俞、胃俞或为足太阳膀胱经一、二经线。

便　秘

【中西医病名】

中医病名:后不利、大便难、阳结、阴结、闭、脾约、不大便及燥屎。

西医病名:习惯性便秘、功能性便秘、器质性便秘。

【病因病机】

饮食不节、情志失调、年老体虚、感受外邪所致。病位主要在肠,与脾、胃、肺、肝、肾等脏腑功能失调有关。基本病机为大肠传导失常,实则多有热结、气滞、寒凝,导致脏腑壅塞,邪阻行便;虚则常因气血阴阳亏虚,气虚则行便无力,阴虚、血虚、肠失濡润,无水行舟。

【诊断要点】

排便间隔时间超过自己的习惯1天以上,或两次排便时间间隔3天以上;大便粪质干结,排出艰难,或欲大便而艰涩不畅;常伴腹胀、腹痛、口臭、食欲缺乏及神疲乏力、头眩心悸等症;本病常有饮食不节、情志内伤、劳倦过度等病史。

【鉴别诊断】

肠结　多为急病,因大肠通降受阻所致,表现为腹部疼痛拒按,大便完全不通,且无矢气和肠鸣音,严重者可吐出粪便。

【辨证要点】

1. 辨病因

(1) 热秘：平素喜食辛辣厚味、煎炒酒食者多致胃肠积热。

(2) 气秘(实证)：长期忧郁思虑过度或久坐、久卧少动多致气机郁滞。

(3) 虚秘：年老体衰，病后产后多气血阴精亏虚。

(4) 冷秘：平素阳气虚衰或嗜食寒凉生冷者。

2. 辨粪质及排便情况

(1) 燥热内结：大便干燥坚硬，排便时肛门有热感，苔黄厚、垢腻而燥。

(2) 阴寒内结：大便干结，排出艰难，苔白润而滑。

(3) 气机郁滞：粪质不甚干结，欲便不出，胁腹作胀。

(4) 肺脾气虚：大便并不干硬，用力努挣，便后乏力。

(5) 血虚津枯：便质干如栗状或羊屎，舌红少津，无苔或苔少。

【针灸治疗及关键技术】

1. 基本治疗

治法：理肠通便。本病治疗以大肠俞募穴、下合穴及胃下合穴为主。

主穴：天枢、大肠俞、上巨虚、支沟、足三里。

配穴：① 热秘加合谷、曲池；② 气秘加太冲、中脘；③ 冷秘加神阙、关元；④ 虚秘加脾俞、气海，兼阴伤津亏者加照海、三阴交。

2. 其他治疗

(1) 耳针法：大肠、直肠、三焦、腹、交感、皮质下。毫针针刺，或埋针法、压丸法。

(2) 穴位埋线法：天枢透大横、气海透关元、大肠俞透肾俞、足三里、上巨虚。用一次性无菌线针将羊肠线埋置穴内，每2周1次。

(3) 穴位注射法：天枢、大肠俞、上巨虚、足三里。用生理盐水或维生素 B_1、维生素 B_{12} 注射液，每穴注射 0.5～2 mL。

泄 泻

【中西医病名】

中医病名：腹泻、洞泄、飧泻。

西医病名：急性肠炎、慢性肠炎、胃肠功能紊乱。

【病因病机】

发病原因与感受外邪、饮食所伤、情志失调、病后体虚及禀赋不足等因素有关。病位在肠，与胃、肝、脾、肾关系密切。脾病湿盛是致病关键。基本病机为脾失健运，肠道传导失司，清浊不分，相夹而下。

【诊断要点】

1) 以大便粪质清稀为诊断的主要依据。或大便次数增多，粪质清稀，甚至如水样；或次数不多，粪质清稀；或泻下完谷不化。

2) 常有腹胀腹痛，旋即泄泻。腹痛常与肠鸣同时存在。暴泻起病急，泻下急迫而量多，久泻起病缓，泻下势缓而量少，且有反复发作病史。

3) 大便常规：肠炎大便培养可见相应病原菌(体)。

【鉴别诊断】

1. **痢疾** 以腹痛，里急后重，便下赤白黏液为主要表现。

2. **霍乱** 起病时突然腹痛，继则吐泻交作，亦有少数病例不见腹痛而专为吐泻者。所吐物均为未消化的食物，气味酸腐热臭；所泻之物多为夹有大便的黄色的粪水，或如米泔而不甚臭秽，常伴有发热、恶寒。若吐泻剧烈，则见面色苍白，目眶凹陷，汗出肢冷等症状。

【辨证要点】

1. **辨暴泻与久泻**

(1) 暴泻：起病急，病程较短，泄泻次数频多。

(2) 久泻：起病缓慢，病程较长，泄泻呈间歇发作。

2. **辨虚实**

(1) 实证：急性暴泻，泻下清稀，次数频多，腹痛，痛势急迫拒按,泻后痛减。

(2) 虚证:慢性久泻,病程较长,反复发作,大便不成形,次数不太多,腹痛不堪,喜温喜按,神疲肢冷。

3. 辨寒热

(1) 寒证:大便清稀,或完谷不化。

(2) 热证:大便色黄褐而臭,泻下急迫,肛门灼热。

4. 辨证候特征

(1) 寒湿泻:泻下清稀,或如注水状,舌苔白腻,脉濡缓。

(2) 湿热泻:泻而不爽,泻多如酱黄色,肛门灼热,烦热口渴,舌苔黄腻而脉濡数。

(3) 食滞肠胃:腹痛肠鸣,粪便臭如败卵,泻后痛减,舌苔垢浊或厚腻,脉滑。

(4) 肝气乘脾:胸肋胀闷,嗳气食少,每因情志郁怒而增剧,舌淡,脉弦。

(5) 脾胃虚弱:大便时溏时泻,夹有完谷不化,稍进油腻之物,则大便次数增多,面黄肢倦,舌淡苔白,脉细弱。

(6) 肾阳虚衰:多发于黎明之前,以腹痛肠鸣,泻后则安,形寒肢冷,腰膝酸软,舌淡苔白,脉沉细。

【针灸治疗及关键技术】

1. 基本治疗

主穴:神阙、天枢、大肠俞、上巨虚、阴陵泉。

治法:运脾化湿,理肠止泻。

配穴:① 寒湿泻加关元、水分;② 湿热泻加内庭、曲池;③ 食滞肠胃加中脘、建里;④ 肝气乘脾加肝俞、太冲;⑤ 脾胃虚弱加脾俞、胃俞;⑥ 肾阳虚衰加肾俞、命门;⑦ 慢性泄泻加脾俞、足三里;⑧ 久泻虚陷加百会。

2. 其他治疗

(1) 穴位注射法:足三里,用山莨菪碱注射液(适用于急性腹泻),或维生素 B_1、维生素 B_6、维生素 B_{12} 注射液(适用于慢性腹泻),每次注射 1～2 mL。

(2) 穴位贴敷法:神阙,用五倍子、五味子、煨肉果研细末各等量混合,食醋调成膏状敷脐,每日 1 次。本法适用于慢性泄泻。

腰　痛

【中西医病名】

中医病名:腰痛、背痛、腰背痛、腰脊痛、腰痹。

西医病名:慢性腰肌劳损,棘间、棘上韧带劳损,第 3 腰椎横突综合征,强直性脊柱炎,腰椎管狭窄症,腰椎间盘突出症,牵涉性腰痛,精神性腰背痛,非特异性腰痛。

【病因病机】

腰痛多由外感寒湿、湿热之邪,导致寒湿入侵,留着腰部,寒邪凝滞收引,湿邪黏聚不化,致腰部经脉阻滞,气血运行不畅,因而发生腰痛;或跌仆外伤,或因久病等,导致经络气血阻滞不通,均可使瘀血留着腰部而发生腰痛;或先天禀赋不足,或久病体虚,或年老体虚,或劳欲过度,以致肾精亏损,无以濡养经脉而发生腰痛。

【诊断要点】

1) 背部 12 肋骨以下至髂嵴以上统称腰部。凡以此部位一侧或两侧,或正中等处发生疼痛即为腰痛。

2) 其疼痛或痛势绵绵,时作时止,遇劳则剧,得逸则缓,按之则减;或痛处固定,胀痛不适;或痛如锥刺,按之痛甚。

3) 具有腰部感受外邪、外伤及劳损等病史。

4) 腰部 X 线正、侧位片或 CT,以及尿常规、红细胞沉降率、抗链球菌溶血素"O"、类风湿因子、肾功能等有关实验室检查,有助于明确诊断。

【鉴别诊断】

1. 腰软　指腰部软弱无力为主症的病证。本病多见于婴幼儿,多属于虚证,主要责之于肾虚,亦有因肝肾阴亏而内热较重者。

多伴有发育迟缓,头项软弱,手足瘫痪,囟门迟闭,甚则鸡胸龟背等,但一般无腰部酸痛。

2. **腰酸** 指腰部酸楚不适的症状。在临床上腰痛常伴有腰酸,腰酸则不一定有腰痛,两者都与肾虚有密切关系。肾虚腰酸可视为肾虚腰痛的初始阶段,肾虚腰痛是其进一步发展的结果。

3. **淋证** 指小便频急短涩,淋漓刺痛,欲出未尽,小腹拘急,或痛引腰腹的病证。腰痛可为实证淋证的重要兼症,且多呈阵发绞痛或放射性疼痛的特点。而腰痛则无小便频急涩痛的特征性表现。

【辨证要点】

1. 辨外感与内伤

(1) 外感:指感受风、寒、湿、热等外邪所致,多为实证,起病较急,病程较短,腰痛明显,以刺痛或钝痛为主,且痛无歇止,常伴有不同程度的功能障碍或外邪侵袭的症状。

(2) 内伤:多为虚证或虚实夹杂证,起病较缓,病程较长,甚则久延不愈,以腰部酸痛为多见,或表现为腰部隐痛或沉重不适,多伴有不同程度的脏腑虚损或瘀血内阻的症状。

2. 辨经

(1) 督脉病证:疼痛部位在腰脊中部,并有固定明显的压痛,多见于棘间、棘上韧带损伤。

(2) 足太阳经证:疼痛部位在腰脊两侧,并有固定明显的压痛,多见于慢性劳损、第3腰椎横突综合征、腰椎间盘突出症等。

(3) 足太阳、少阳经证:腰痛引起臀外侧、下肢外侧疼痛者。

3. 辨腰痛性质

(1) 湿:腰部重痛,卧时不能转侧,行时重痛无力。

(2) 寒:腰部冷痛,得热则舒,四肢倦怠,形寒肢冷。

(3) 湿热:腰部热痛,遇冷则减,身热汗出,小便热赤。

(4) 瘀血:腰痛如刺,痛有定处,痛处拒按,舌紫暗,或有瘀斑,常有外伤、劳损史。

(5) 肾虚:腰痛以酸软为主,喜按喜揉,腿膝无力,遇劳更甚,常反复发作。

【针灸治疗及关键技术】

1. 基本治疗

(1) 通治方法

治法:活血通经止痛。

主穴:肾俞、大肠俞、阿是穴、委中。

配穴:① 寒湿腰痛加腰阳关;② 瘀血腰痛加膈俞;③ 肾虚腰痛加太溪、肾俞;④ 督脉病证加后溪;⑤ 太阳经病证加申脉;⑥ 少阳经病证加阳陵泉。

(2) 辨病治疗:由于腰痛涉及上述多种疾病,针灸治疗各有特点,分述如下:

1) 慢性腰肌劳损:阿是穴(腰段棘突旁骶棘肌部压痛点及周围1~2穴)。局部阿是穴可采用合谷刺法,贯穿肌腹,一针多向透刺;可行刺络拔罐法;可用灸法、电针。

2) 棘间、棘上韧带劳损:阿是穴(在病变部位棘突及上下各选一穴)。可行温针灸、电针、灸法、隔姜灸法。

3) 第3腰椎横突综合征:阿是穴(第3腰椎横突尖)、L2~L4夹脊。如疼痛向下放射可加足太阳经秩边、殷门、承扶、委中或足少阳经环跳、风市、中渎、膝阳关。本病疼痛一般不超过膝部,因此主要选择膝以上的太阳、少阳穴位。取压痛最明显处的阿是穴,用毫针以45°进针后,行"输刺""短刺"。亦可在其上、下各选阿是穴,行"傍针刺",可加电针、行灸法,或刺络拔罐。

4) 强直性脊柱炎:督脉大椎穴至腰俞穴,或夹脊穴。夹脊穴向脊柱方向斜刺。可用灸法、皮肤针、电针,刺络拔罐。或督脉大椎穴至腰俞穴,三伏天采用铺灸法。

5) 腰椎间盘突出症:阿是穴、腰夹脊为主,足太阳经证加秩边、委中、承山、昆仑;合并足少阳经证加环跳、殷门、阳陵泉、悬钟。

局部阿是穴、腰夹脊穴也可用梅花针叩刺以潮红为度,也可刺络拔罐,急性期过后肢体穴位可用电针。急性期应制动,睡硬板床2~3周,但绝对卧床时间不宜超过1周,一般正规保守治疗6~8周症状无减轻和缓解,应考虑其他方法。

6) 腰椎管狭窄症:腰夹脊穴、次髎为主。少阳经证加环跳、殷门、阳陵泉、悬钟;太阳经证加秩边、委中、承山、昆仑。

2. 其他治疗

(1) 刺络拔罐法:局部痛点或压痛点,以三棱针点刺出血并拔罐。

(2) 穴位注射法:局部痛点或压痛点,地塞米松5 mL和普鲁卡因2 mL混合液,严格消毒后刺入痛点,无回血后推药液。每穴注射0.5~1 mL,每日或隔日1次。

(3) 敷灸法:在督脉上敷灸。敷料丁麝粉(丁香25%、麝香50%、肉桂25%)1~1.8 g,去皮大蒜捣烂成泥500 g,陈艾绒200 g。在督脉上所取穴处常规消毒,涂上蒜汁,在脊柱正中线撒上丁麝粉,并在脊柱自大椎穴至腰俞穴处铺2寸宽5分厚的蒜泥1条,然后在蒜泥上铺成长蛇形艾炷1条。点燃头、身、尾,让其自然烧灼,燃尽后再继续铺艾炷施灸,一般灸2~3壮为宜,灸毕移去蒜泥,用湿热毛巾轻轻擦干。灸后可起水疱,至第3天用消毒针引流水疱,涂上甲紫,直至结痂脱落为止。本法适用于强直性脊柱炎。

附:坐骨神经痛

【中西医病名】

中医病名:坐臀风、腿股风、腰腿病等,本病属于中医"痹证"范畴。

西医病名:坐骨神经痛。

【病因病机】

中医学认为本病是因腰部闪挫、劳损、外伤等原因,损伤筋脉,导致气血瘀滞,不通则痛;或因久居湿地,或涉水冒雨,汗出当风,衣着单薄等,风、寒、湿邪入侵,痹阻腰腿部;或湿热邪气浸淫,或湿浊郁久化热,或机体内蕴湿热,流注膀胱经者,均可导致腰腿病。

【诊断要点】

1) 沿坐骨神经分布区的放射性痛。神经根病变时,咳嗽、喷嚏等动作常使疼痛加重,为了减轻疾病,脊柱常有侧弯,卧床时膝部常有微曲。

2) 沿坐骨神经分布区有压痛点,如腰(旁)点、髂点、臀点、腘点、腓点、踝点等。

3) 坐骨神经牵拉征常阳性,如 Kernig 征、Laseque 征、Bonnet 征、Neri 征、Sicard 征等。

4) 坐骨神经支配范围内,有不同程度的运动、感觉、反射和自主神经障碍。常见的症状有:患肢趾背屈力弱,小腿外侧感觉减退,跟腱反射消失和臀肌张力降低等。

5) 由于病因不同,尚可有相应的病史、体征及实验室检查所见。

【鉴别诊断】

腰痛由于腰部受损,气血运行失调,或脉络绌急,或肾虚腰府失养所引起的以腰部一侧或两侧或正中发生疼痛为主要症状的一类病证。两者的鉴别点:① 疼痛部位,腰痛疼痛部位局限于腰部,而坐骨神经痛的疼痛部位是坐骨神经走行区,可有腰部疼痛;② 疼痛性质,腰痛多为重痛、刺痛、钝痛、酸痛、隐痛,而坐骨神经痛多为放射性疼痛。临床上可从这两点加以鉴别。

【辨证要点】

1. 辨根性与干性坐骨神经痛

(1) 根性坐骨神经痛:多急性、亚急性发病,疼痛自腰部向一侧臀部、大腿后侧、小腿后外侧直至足背外侧放射,疼痛呈电击样、刀割样、烧灼样持续痛,阵发性加剧。在腰点(L_4、L_5 棘突旁)有固定而明显的压痛、叩痛;小腿外侧、足背感觉减退。膝腱、跟腱反射减退或消失,咳嗽或打喷嚏等导致腹压增加时疼痛加重。

(2) 干性坐骨神经痛:无腰痛,臀部以下沿坐骨神经分布区放射性疼痛,在臀点(坐骨孔上缘、坐骨结节与大转子之间)、腘点(腘窝中央)、腓点(腓骨小头下)、踝点(外踝后)等处有压痛;小腿外侧、足背感觉减退或消失。腹压增加时无影响。

2. 辨经

(1) 足太阳经证:无明显腰痛,疼痛以大腿、小腿后侧为主,腘窝(委中)及腓肠肌(承山)压痛明显;或自腰部向一侧臀部、大腿后侧放射为主,腰臀部、委中附近有明显压痛。

(2) 足太阳、少阳经证(足太阳少阳合病):疼痛自腰部或一侧臀部向大腿后部、小腿外侧、足背外侧放射,委中、阳陵泉、昆仑附近有明显压痛。

【针灸治疗及关键技术】

1. 基本治疗

治法:通经止痛。

主穴:① 足太阳经证:秩边、殷门、委中、承山、昆仑。② 足太阳、足少阳经证:环跳、殷门、委中、阳陵泉、悬钟、丘墟。

配穴:根性坐骨神经痛有腰骶部疼痛加腰夹脊、阿是穴。

2. 其他治疗

(1) 刺络拔罐法:用皮肤针叩刺腰骶部(根性);或用三棱针在压痛点刺络出血,并加拔火罐。

(2) 穴位注射法:用10%的葡萄糖注射液10~20 mL,加维生素 B_1 100 mg 或维生素 B_{12} 100 mg 混合,注射 L_2~L_4 夹脊穴及秩边等穴,在出现强烈向下放射的针感时稍向上提,将药液迅速推入,每穴5~10 mL。疼痛剧烈时亦可用1%的普鲁卡因注射液5~10 mL,注射于阿是穴或环跳穴。

(3) 电针法:根据取 L_4、L_5 夹脊,阳陵泉或委中;干性取秩边或环跳,阳陵泉或委中。针刺后通电。用密波或疏密波,刺激量逐渐由中度到强度。

痿　证

【中西医病名】

中医病名：痿证。

西医病名：进行性肌营养不良。

【病因病机】

先天禀赋不足，肾脏虚亏，精髓不足，骨失所养，则骨枯而髓空，症兼足不任身，腰脊不举，发为骨痿；或脾胃虚弱，则五脏无所禀，水谷精微不能达于四肢、肌肉而成痿；若先天肾脏之元阳不足，致命门火衰，不能温煦脾阳，脾胃虚寒，受纳及运化功能失常，气血津液生化之源不足，肌肉得不到濡润，故见四肢肌肉萎缩无力，发为肉痿；先天禀赋不足，气血两虚，不能营养筋骨肌肉，而出现肢体无力和肌肉萎缩。由于先天不足，后天失养，气血亏乏，导致五脏内伤，脏腑气血功能的失调使气血更加亏虚，肌肉痿软无力不断发展。

【诊断要点】

1. 临床特点　一组原发于肌肉组织的遗传性变性疾病，病情呈缓慢进行性加重，对称性肌肉无力和萎缩，感觉障碍，呈翼状肩胛、鸭步、肌病面容或假性肥大等征象，但无肌肉压痛。遗传方式呈显性、隐性和 X 连锁隐性。

2. 神经电生理　肌源性损害，神经传导速率正常。

（1）病理：肌纤维大小不等、坏死、再生、脂肪及结缔组织增生。

（2）血清酶学检测：主要有肌酸激酶（CK）、乳酸脱氢酶（LDH）和肌酸激酶同工酶（CK－MB）异常显著升高（达正常值的 20~100 倍），多见于迪谢内肌营养不良（DMD）、贝克肌营养不良（BMD）、肢带型肌营养不良。晚期 CK 值可明显下降。其他类型的肌酶则轻到中度升高。目前无有效的根治方法，对症治疗为主。根据临床表现、遗传方式、起病年龄、家族史、血清酶测定，以及肌电图、肌肉病理检查和基因分析,必要时采用特异性抗体对肌肉组织进行免疫组化检测,可以明确诊断。

【鉴别诊断】

1. **慢性多发性肌炎**　主要与肢带型肌营养不良症鉴别,多发性肌炎没有遗传,病情进展较快,常有肌痛、发热,血清肌酶增高,肌肉病理符合肌炎改变,皮质类固醇治疗有效。

2. **肌萎缩侧索硬化症**　主要与远端型肌营养不良症鉴别,手部小肌肉无力和萎缩、肌肉跳动、肌张力高,腱反射亢进、病理反射阳性。

【辨证要点】

本病病位在肌肉,是一种慢性虚损性疾病,主要与肝、脾、肾、肺关系密切。肾虚不能涵养肝木,温煦脾土,滋润肺金,从而引起脏腑虚损,气血不足,阴精亏虚,筋肉失养,为病之本;久病则导致瘀血、痰浊闭阻经脉,为病之标。临床以虚证多见,也有本虚标实、虚实错杂之证。

1. **脾肾阳虚**　肩背软弱,不能抬举,形寒肢冷,腰膝酸软,步履乏力,手臂无力难以握持,肌肉萎缩,咀嚼无力,常有流涎,大便溏薄,舌淡胖,苔少,脉沉迟。

2. **肝肾阴虚**　学会走路较晚,行走缓慢,鸭行步态,不能跑步,易于绊跌,肌肉萎缩无力,头晕耳鸣,可有肌病面容,舌红少苔,脉细数。

3. **气血虚弱**　肢体软弱,手不能持重物,步履缓慢,起蹲困难,肌肉萎缩,最后可发生肢体挛缩、畸形。并有心悸气短,面色苍白无华,食少不化,舌体胖,舌淡,苔薄白,脉沉细无力。

【针灸治疗及关键技术】

1. **基本治疗**

主穴:百会、风池、中脘、气海、夹脊穴。

治法:补益气血,温补脾肾。

配穴:① 上肢加肩髃、曲池、外关、合谷;② 下肢加环跳、髀关、伏兔、风市、足三里、承山、绝骨、太冲。

2. 其他治疗

耳穴:脾、肾、胃、肝、内分泌等部位,可针刺或耳穴压豆。

附1:重症肌无力

【中西医病名】

中医病名:睑废、睑垂、痿证。

西医病名:重症肌无力。

【病因病机】

素体脾胃虚弱,或久病伤及脾胃,或劳倦过度损及脾胃,致使脾胃受纳运化功能失常,气血津液生化之源不足,则气血虚,肌肉、筋脉失养,故肌肉无力,眼睑下垂,或四肢乏力,濡润肌肉筋脉,故四肢肌肉痿软无力。先天禀赋不足,或劳倦伤肾,肾阳亏虚,不能温煦脾阳,脾阳不振则不能运化水谷之精微;或脾虚不能滋养肺金,加之元气不足,肺气呼吸受限,导致呼吸不利,甚至大气下陷出现呼吸困难。

【诊断要点】

1. 临床表现

1) 眼外肌无力所致非对称性上睑下垂(睁眼无力)和双眼复视是重症肌无力最为常见的首发症状(见于50%以上的重症肌无力患者);可出现交替性或双侧上睑下垂、眼球活动障碍,通常瞳孔大小正常。

2) 面肌无力可致鼓腮漏气、眼睑闭合不全、鼻唇沟变浅、苦笑或面具样面容;咀嚼肌无力可致咀嚼困难;咽喉肌无力可致构音障碍、吞咽困难、鼻音、饮水呛咳,以及声音嘶哑;颈部肌肉无力可致抬头困难。肢体各组肌群均可出现肌无力症状,以近端为著。膈肌受累出现咳嗽无力,呼吸肌无力可致呼吸困难、发绀,甚至出现重症肌无力危象导致死亡。

2. 辅助检查

(1) 药理实验:成人皮下注射新斯的明 1.0~1.5 mg,肌力明显改善为阳性。

(2) 电生理检查:以低频重复神经电刺激(repetitive nerve

stimulation，RNS)为主,波幅递减 10%～15% 以上为异常。

（3）血清学检查：以乙酰胆碱受体(acetylcholine receptor, AChR)抗体为主,约半数患者可检测到 AChR 抗体,阴性患者不能排除。

（4）胸腺影像学检查：约 15% 的重症肌无力患者同时伴有胸腺瘤,约 60% 重症肌无力患者同时伴有胸腺增生。

【鉴别诊断】

肌无力综合征　自身免疫性疾病,累及胆碱能突触前膜,电压依赖性钙通道。男性患者居多,以小细胞型肺癌最多见,主要是四肢肌无力(脑神经支配肌不受累或轻),肌肉在活动后即感到疲劳,但如继续进行收缩则肌力反而可暂时改善,胆碱酯酶抑制剂对治疗无效,腱反射减弱但无肌萎缩现象,低频重复神经电刺激使波幅降低,高频可使波幅增高。

【辨证要点】

1. 脾胃气虚　眼睑下垂,晨轻暮重,少气懒言,肢体无力,食欲缺乏,便溏,面色萎黄。舌淡,舌体胖,舌边有齿痕,苔薄白,脉细弱。

2. 脾肾阳虚　眼睑下垂,视物成双,四肢无力,畏寒肢冷,腰膝酸软,小便清长,或有便溏,咀嚼无力,吞咽困难,饮水呛咳,声音嘶哑。舌淡,舌体胖,舌边有齿痕,苔薄白,脉沉细。

3. 肺脾肾虚　眼睑下垂,视物成双,四肢无力,颈软,呼吸无力,气短不足以息,重者呼吸肌麻痹,畏寒肢冷,腰膝酸软,咀嚼无力,吞咽困难,饮水呛咳,声音嘶哑。舌淡,舌体胖,舌边有齿痕,苔薄白,脉沉细。

【针灸治疗及关键技术】

1. 基本治疗

治法：温补脾肾为主,益气升阳,以脾胃穴、肾经穴、肺经为主。

主穴：百会、风池、阳白、攒竹、曲池、内关、合谷、中脘、关元、足三里、三阴交、内庭等。

配穴：① 眼肌型加鱼腰、四白；② 全身型加太溪、气海；③ 延髓型加廉泉、金津、玉液。

2. 其他治疗

(1) 耳针法：脾、胃、肾、肺、内分泌。毫针针刺，或埋针法、压豆法。

(2) 艾灸法：采用艾条或艾盒，在中脘、关元、足三里施灸，每日1次，每次20分钟。

附2：运动神经元病

【中西医病名】

中医病名：痿证、风痱、肌肉瞤动等。

西医病名：运动神经元病。

【病因病机】

中医学认为其病变与五脏有关，且气血阴津不足，筋脉失养是其主要病机。肌肤筋脉失其濡润可见肌瘦肉削，甚至挛缩舌痿。久病或房劳太过，脏腑虚损，脾肾不足，气血阴精亏虚，筋脉肌肉失养，而见肉痿、筋缓、骨弱。

【诊断要点】

中年以后隐袭起病，慢性进行性加重的病程；临床主要表现为上、下运动神经元损害所致肌无力、肌萎缩、延髓麻痹及锥体束征的不同组合，无感觉障碍；肌电图呈神经源性损害，脑脊液正常，影像学无异常。

【鉴别诊断】

1. 颈椎病　肌萎缩常局限于上肢，多见手肌萎缩，不像肌萎缩侧索硬化症那样广泛，常伴上肢或肩部疼痛；客观检查常有感觉障碍，可有括约肌障碍，无延髓麻痹表现。

2. 脊髓(或)延髓空洞症　可出现肌肉萎缩，和缓慢进展的典型节段性分离性感觉障碍。延髓空洞症可出现眼球震颤，面部感觉障碍。

CT 和 MRI 检查可鉴别颈椎病或脊髓(延髓)空洞症。

【辨证要点】

1. 脾胃亏虚　肢体痿软无力,肌肉萎缩,或有肌肉瞤动,少气懒言,语音低弱,咀嚼无力,口张流涎,食少,便溏,腹胀,面色淡白无华。舌淡,边凹凸不平,苔薄白或白腻,脉细。

2. 脾肾阳虚　肢体痿软无力,肌肉萎缩,腰酸颈垂,畏寒肢冷,面浮气短,精神疲惫,语音含糊,咳嗽无力,小便清长,阳痿早泄或月经不调。舌淡胖,边凹凸不平,苔薄白,脉沉细。

3. 肝肾阴虚　肌肉肉削,大肉陷下,筋骨拘挛,动作益衰,甚至步履全废,遗精或月经不调,大便秘结。舌红,舌体萎软、薄瘦而凹凸不平,苔少,脉细数。

4. 湿热浸淫,气血不运　四肢痿软,身体困重、麻木,身热,胸痞脘闷,小便短赤涩痛。舌红,苔黄腻,脉弦数。

【针灸治疗及关键技术】

1. 基本治疗

治法:温补脾肾。

主穴:百会、头皮针运动区、风池、夹脊穴。

配穴:① 上肢加肩髃、曲池、外关、合谷;② 下肢加环跳、髀关、伏兔、风市、足三里、承山、绝骨、太冲;③ 延髓型加廉泉、金津、玉液。

2. 其他治疗

(1) 耳针法:脾、胃、神门、肾。毫针针刺,或王不留行压豆。

(2) 穴位注射:每次可选 1~2 个穴位,神经生长因子、甲钴胺注射液,得气后方可注药,每穴推注 0.1~0.3 mL,隔日 1 次,每周 3 次。

痹　证

【中西医病名】

中医病名:历节、历节风、白虎历节、痛风、鹤膝风等。

西医病名：结缔组织疾病和自身免疫性疾病(包括风湿热、硬皮病、慢性风湿性关节炎、类风湿关节炎、强直性脊柱炎、皮肌炎、系统性红斑狼疮、干燥综合征等)；骨关节病(颈椎病、肩关节周围炎、膝关节肥大性关节炎、膝关节滑膜炎、跟骨骨质增生等)；软组织疾病(慢性纤维组织炎、肋间神经痛、腰肌劳损、坐骨神经痛、肌腱炎等)；血管及代谢性疾病(浅静脉炎、末梢血管炎、痛风、大骨节病等)。

【病因病机】

中医学认为本病的发生与外感风、寒、湿、热之邪和人体正气不足有关。风、寒、湿、热等邪气，在人体卫气虚弱时容易侵入人体而致病。汗出当风、坐卧湿地、涉水冒雨等，均可使风、寒、湿、热等邪气侵入机体经络，留于关节，导致经脉气血痹阻不同，不通则痛，而发为痹证。

【诊断要点】

1. 发病特点　本病不分年龄、性别，但青壮年和体力劳动者、运动员、体育爱好者易于罹患。其病情轻重多与寒冷、潮湿、劳累，以及天气变化、节气等有关。

2. 临床特征　肢体关节肌肉疼痛是痹证的证候特征。或游走疼痛，恶风寒；或痛剧，遇寒则甚，得热则缓；或重着而痛，手足沉痛，肌肤麻木；或肢节焮红热痛，筋脉拘急；或关节剧痛，肿大变形，也有绵绵而痛，麻木甚者。

3. 舌苔脉象　舌质红，苔多白滑，脉沉紧、沉细、沉缓。

4. 实验室检查和X线等检查　常有助于诊断。

【鉴别诊断】

痹证和痿病虽都属肢体疾病，但两者在病因病机和临床表现上都有不同。痿病由于精血亏虚，肌肉筋脉失养所致，表现为肢体软弱无力，肌肉瘦削，行动艰难，甚则瘫软于床，但肢体关节多无疼痛；而痹证由于风、寒、湿、热之邪，痹阻经络，气血运行不畅所致，出现肢体关节疼痛、酸楚、麻木、重着，屈伸不利，甚则肿大灼热。

但痹证日久,可因关节痛甚或僵直不用,日久废用而致肌肉瘦削。其鉴别诊断在于肢体关节有无疼痛,肢体不用的原因,以及肌肉瘦削出现的时间。

【辨证要点】

1. 辨虚实

(1) 实证:一般初期发病突然,病程短,痛势较剧。

(2) 虚证或虚实夹杂证:反复发作,病程较长,痛势较缓。

2. 辨病邪

(1) 行痹(风痹):疼痛游走,痛无定处,时见恶风发热,舌淡,苔薄白,脉浮。

(2) 痛痹(寒痹):疼痛较剧,痛有定处,遇寒痛增,得热痛减,局部皮色不红,触之不热,苔薄白,脉弦紧。

(3) 着痹(湿痹):肢体关节重着不移,或有肿胀,肌肤麻木不仁,阴雨天加重或发作,苔白腻,脉濡缓。

(4) 热痹:关节疼痛,局部灼热红肿,痛不可触,关节活动不利,可累及多个关节,伴有发热恶风,口渴烦闷,苔黄燥,脉滑数。

【针灸治疗及关键技术】

1. 基本治疗

治法:通痹止痛。

主穴:阿是穴。

配穴:① 肩关节痛加肩髃、肩髎;② 肘关节痛加曲池、天井;③ 腕关节痛加阳池、阳溪、大陵;④ 髋关节痛加环跳、秩边;⑤ 膝关节痛加犊鼻、内膝眼;⑥ 踝关节痛加解溪、丘墟;⑦ 行痹加膈俞、血海;⑧ 痛痹加肾俞、关元;⑨ 着痹加阴陵泉、足三里;⑩ 热痹加大椎、曲池。

2. 其他治疗

(1) 刺络拔罐法:关节病痛部位。皮肤针叩刺,出血少许,加拔火罐。

(2) 穴位注射法:在疼痛部位选穴。丹皮酚注射液,或威灵仙等注射液。每穴注入 0.5～1 mL,注意勿注入关节腔内。每 2～3 日注射 1 次。

附 1：项痹

【中西医病名】

中医病名：项痹。

西医病名：颈椎病。

【病因病机】

中医学认为,本病发生的内因为筋骨失养及督脉空虚;外因与感受外邪、跌仆损伤、动作失度有关。内、外因素使颈项部经络气血运行不畅,出现颈部疼痛、僵硬、酸胀;瘀滞日久成结,阻遏颈部血脉,气血不能上乘,清窍失养,遂出现头痛、眩晕;当瘀结阻滞颈项部有关经络时,则出现疼痛、麻木等症。

【诊断要点】

1) 有慢性劳损或外伤史。或有颈椎先天性畸形、颈椎退行性病变。

2) 多发于 40 岁以上中年人,长期低头工作者或习惯于长时间看电视、录像者,往往呈慢性发病。

3) 颈、肩背疼痛,头痛头晕,颈部板硬,上肢麻木。

4) 颈部活动功能受限,病变颈椎棘突,患侧肩胛骨内上角常有压痛,可摸到条索状硬结,可有上肢肌力减弱和肌肉萎缩,臂丛牵拉试验阳性,压头试验阳性。

5) X 线正位片显示,钩椎关节增生,张口位可有齿状突偏歪,侧位显示颈椎生理曲度变直,椎间隙变窄,有骨质增生或韧带钙化,斜位片可见椎间孔变小。CT 及 MRI 检查对定性定位诊断有意义。

【鉴别诊断】

1. 落枕 指突然发生的单纯性颈项强痛,活动障碍的一种病证,轻者可自愈,重者可迁延至数周不愈。多由睡眠姿势不正,或枕头高低不适,或因负重颈部过度扭转,或因风寒侵袭所致。而项痹除颈项部疼痛外,多连及肩部、头、上肢,伴有麻木、头晕等症,颈部X线或CT可鉴别。

2. **肩痹** 以肩部持续疼痛及活动受限为主症的疾病,静止痛是本病的特征。本病早期以疼痛为主,后期以功能障碍为主,多与体虚、劳损、风寒侵袭肩部有关,风寒是本病重要诱因。而项痹以颈项部疼痛麻木为主症,虽有肩部疼痛,但无肩部活动障碍,可伴有头痛、眩晕、麻木等。颈部X线、CT可鉴别。

【辨证要点】

1. **辨病**

(1) 颈型:枕颈部痛,颈部活动受限,颈肌僵硬,有相应压痛点。X线片示颈椎生理弧度在病变节段改变。

(2) 神经根型:颈痛伴上肢放射痛,颈后伸时加重,受压神经根皮肤节段分布区感觉减弱,腱反射异常,可见肌萎缩,肌力减退,颈部活动受限,牵拉试验、压头试验阳性。颈椎X线示椎体增生,钩椎关节增生明显,椎间隙变窄,椎间孔变小。CT可见椎体后赘生物及神经根管变窄。

(3) 椎动脉型:头痛,眩晕,耳鸣,耳聋,视物不清,有体位性猝倒,颈椎侧弯后伸时,症状加重。X线片示横突间距变小,钩椎关节增生。CT检查可显示左右横突孔大小不对称,一侧相对狭窄。椎动脉造影见椎动脉迂曲,变细或完全梗阻。

2. **辨经**

(1) 督脉、足太阳经证:颈项、后枕部头痛,颈部僵紧不舒(病变在C_3/C_4椎间隙以上),多见于颈型颈椎病。

(2) 手太阳经证:颈项部不舒,压痛明显,疼痛可沿前臂尺侧放散,第4指、第5指麻木,为病变在C_7/T_1椎间隙,损害C_8神经根的表现,见于神经根型颈椎病。

(3) 手阳明经证:颈、肩、臂和上臂的外侧和前臂桡侧的放射性疼痛、麻木,见于神经根型颈椎病。

【针灸治疗及关键技术】

1. 基本治疗

治法：舒筋骨，通经络。

主穴：① 颈型：颈夹脊、阿是穴、天柱、大椎、后溪；② 神经根型：颈夹脊、阿是穴；③ 椎动脉型：颈夹脊、风池、百会、内关。

配穴：① 督脉、足太阳经证加风府、昆仑；② 手太阳经证加颈臂、小海、后溪、少泽、关冲；③ 手阳明经证加颈臂、肩髃、曲池、合谷、商阳、中冲；④ 椎动脉型出现耳鸣、耳聋加听宫、外关。

2. 其他治疗

（1）刺络拔罐法：颈夹脊、大椎、大杼、肩井。用皮肤针叩刺至局部潮红或微出血，然后加拔罐。

（2）穴位注射法：天柱、大杼、肩中俞、天宗。以 1% 的盐酸普鲁卡因或维生素 B_1 或维生素 B_{12} 注射液，每穴位注射 $0.5\sim 1$ mL。

附 2：肩痹

【中西医病名】

中医病名：漏肩风、冻结肩、肩凝症、五十肩等。

西医病名：肩关节周围炎。

【病因病机】

本病的发生与体虚、劳损、风寒侵袭肩部有关，肩部感受风寒，痹阻气血；或劳作过度、外伤，损及经脉，气滞血瘀；或年老气血不足，筋骨失养，皆可使肩部筋络气血不利，不通则痛，出现肩部疼痛等症。

【诊断要点】

1）慢性劳损，外伤筋骨，气血不足，复感风、寒、湿邪所致。

2）好发年龄在 50 岁左右，女性发病率高于男性，右肩多于左肩，多见于体力劳动者，多为慢性发病。

3）肩周疼痛，夜间为甚，常因天气变化及劳累而诱发，肩关节活动功能障碍。

4) 肩部肌肉萎缩,肩前、后、外侧均有压痛,外展功能受限明显,出现明显的"扛肩"现象。

5) X线检查多为阴性,病程久者可见骨质疏松。

【鉴别诊断】

项痹 以项部疼痛、麻木,连及头、肩、上肢,并可伴有头晕为主要表现,虽有肩部疼痛,但无肩部活动障碍。多由睡眠姿势不正,或枕头高低不适,或因负重颈部过度扭转,或因风、寒侵袭所致。而肩痹是以肩部持续疼痛及活动受限为主症的疾病,静止痛是本病的特征,本病早期以疼痛为主,后期以功能障碍为主,多与体虚、劳损、风寒侵袭肩部有关,风、寒是本病重要诱因。颈部X线或CT可鉴别。

【辨证要点】

1. 手阳明经证　本经病以肩前部疼痛为主,且压痛明显。

2. 手少阳经证　本经病以肩外侧疼痛为主,且压痛明显。

3. 手太阳经证　本经病以肩后部疼痛为主,且压痛明显。

4. 手太阴经证　本经病以肩前近腋部疼痛为主,且压痛明显。

【针灸治疗及关键技术】

1. 基本治疗

治法:通经活络,舒筋止痛。

主穴:肩髃、肩前、肩髎、肩贞、阿是穴、曲池、阳陵泉。

配穴:① 手太阳经证加后溪;② 手阳明经证加合谷;③ 手少阳经证加外关;④ 手太阴经证加列缺。

2. 其他治疗

(1) 刺络拔罐法:肩部压痛点。三棱针点刺或皮肤针叩刺,少量出血,加拔火罐。

(2) 穴位注射法:肩部压痛点。当归注射液,每处注射5 mL,隔日1次。

(3) 经皮穴位电刺激法:肩髃、肩髎、肩前、肩贞。经皮电刺激,适宜于初期,对于止痛效果较好。

附3：膝痹

【中西医病名】

中医病名：膝痹、膝肿、膝痛。

西医病名：膝骨性关节病，包括膝骨性关节炎、创伤性关节炎、感染性关节炎、髌骨软化症、膝关节滑膜炎等。

【病因病机】

膝痹的发生不外内因和外因两方面。内因为先天禀赋不足，或年老体虚，或劳欲过度，致肝肾亏虚，气血不足，筋骨失养，不荣则痛，发为本病；外因为外感风、寒、湿、热等邪，客于膝部筋骨肌肉间，阻滞经络气血，或劳损外伤，或久行久站，使膝部气血运行涩滞，不通则痛，发为本病。

【诊断要点】

1) 近1个月反复出现膝关节疼痛。

2) 膝关节X线片(负重位)显示关节膝关节间隙变窄，骨硬化，软骨下或出现囊性变，关节周围有骨赘形成。

3) 关节液(至少2次)清亮、黏稠，白细胞计数＜2 000个/mL。

4) 年龄≥40岁。

5) 僵硬时间≤30分钟。

6) 膝关节活动时有摩擦音(感)。

结合患者临床症状、实验室检查及X线检查，符合1)+2)条或1)+3)+5)+6)条或1)+4)+5)+6)条，可诊断为膝骨性关节炎。

【鉴别诊断】

1. 鹤膝风　两者均可见膝部疼痛、屈伸不利等。鹤膝风以肌肉瘦薄、骨节显露、如鹤之膝等为主要表现，多发于膝、肘关节。膝痹以膝部疼痛，伴有沉重、肿胀、骨鸣、僵硬等为主要表现。若膝痹日久不愈，骨节肿大，筋缩肉卷，可形成膝大胫细的"鹤膝风"，因此鹤膝风是膝痹发展到一定程度的类型。

2. 腿痹　两者都可表现为膝部疼痛，活动不利。膝部病位在膝部,可表现为单膝或双膝疼痛、肿胀、活动不利等,而无其他部位不适;腿痹乃为整个下肢疼痛、肿胀、酸困麻木,甚则肌肉萎缩,故两者明显不同。有时膝痹可为腿痹的一部分,部分膝痹也可进一步发展为腿痹。

【辨证要点】

1. 辨虚实

(1) 实证:发病较急,痛势剧,脉实有力。

(2) 虚证:病程较长,疼痛绵绵,痛势较缓,脉虚无力。

2. 辨证型

(1) 风寒:膝部关节紧痛不移,遇寒痛甚,得热痛减。

(2) 风湿:膝部关节重着,酸痛。

(3) 湿热:膝部关节红肿、灼热、剧痛。

(4) 瘀血阻络:膝部关节痛如针刺,痛有定处,时轻时重,屈伸不利,舌有瘀斑或紫暗。

(5) 肝肾亏虚:膝部关节酸痛反复发作,无力,甚则变形。

【针灸治疗及关键技术】

1. 基本治疗

治法:活血化瘀,通络止痛。

主穴:阿是穴、犊鼻、内膝眼、血海、梁丘、阳陵泉。

配穴:① 风寒加肾俞、关元;② 风湿加阴陵泉、足三里;③ 湿热加大椎、曲池;④ 瘀血阻络加膈俞、血海;⑤ 肝肾亏虚加肝俞、肾俞、足三里。

2. 其他治疗

(1) 穴位注射法:阿是穴。当归注射液或威灵仙注射液等,每穴注入 0.5~1 mL,注意勿注入关节腔内。2~3 日注射 1 次。

(2) 刺络拔罐法:阿是穴。皮肤针重叩,出血少许,加拔火罐。

颤 证

【中西医病名】

中医病名:颤振、颤震、振掉。

西医病名：帕金森病。

【病因病机】

病因以内因为主，或由年老体衰，髓海不足，或由情志不遂，引动内风；或由劳欲过度，损及脾肾；或饮食不节，助湿生痰。基本病机为肝肾不足，脾失健运，致使脑髓筋脉失养，虚风内动。而瘀、痰、风、火为主要病理因素。病性以虚为本，以实为标，临床上又以虚实夹杂为多见。

【诊断要点】

1）中老年发病，男性多于女性，起病隐袭，缓慢进展性病程，不能自行缓解；行走呈慌张步态，部分表现为面具脸。

必备运动迟缓，以及至少具备静止性震颤、肌强直或姿势步态障碍中的一项。

2）左旋多巴治疗敏感者。

【鉴别诊断】

1. 特发性震颤　较常见，1/3 有家族史，各年龄段均可发病，姿势性或动作性震颤为唯一表现，无肌强直和运动迟缓，饮酒或用普萘洛尔后震颤可显著减轻。

2. 帕金森综合征　多事因药物、脑血管病、脑炎、外伤等引起的继发性帕金森病，以及神经系统变性病如多系统萎缩表现为帕金森病的症状。

【辨证要点】

1. 辨轻重

（1）颤震幅度较小，可以自己控制，脉小弱缓慢者为轻症。

（2）颤震幅度较大，生活不能自理，脉虚大急疾者为重症。

2. 审标本

（1）以病象而言，头摇肢颤为标，脑髓及肝、脾、肾虚损为本。

（2）以病因病机而言，气血亏虚，髓海不足为病之本；瘀痰风火为病之本。

3. 辨虚实

(1) 颤证：为本虚标实，虚实夹杂的病证。机体脏器虚损的见症属虚，风火痰瘀的见症属实。

(2) 热证：大便色黄褐而臭，泻下急迫，肛门灼热。

4. 辨证候特征

(1) 肝肾不足：四肢、头部及口唇、舌体等全身性颤动不止，伴见头晕耳鸣，少寐多梦，腰膝酸软，肢体消瘦，急躁易怒，日久举止迟钝，呆傻健忘，生活不能自理。舌体瘦小，舌暗红，苔少，脉细弦，或沉细弦。

(2) 气血两虚：肢体及头部颤震日久，程度较重，或见口唇、舌体颤动，行走呈"慌张步态"，表情淡漠而呆滞，伴面色无华，心悸气短，头晕眼花，倦怠懒言，自汗乏力。舌体胖嫩，边有齿痕，舌色暗淡，脉细弱。

(3) 痰热动风：颤震或轻或重，尚可自制。常胸脘痞闷，头晕口干，咯痰色黄。舌苔黄腻，脉弦滑数。

(4) 痰瘀交阻：素体肥胖，肢体颤抖不止，或手指呈"搓丸状"颤动，致使生活不便，不能工作，伴有胸闷，头晕，肢麻，口唇色暗。舌紫，苔厚腻，脉沉伏涩。

【针灸治疗及关键技术】

1. 基本治疗

治法：补益扶正填髓，祛除风火痰瘀。

主穴：舞蹈震颤区[a]、运动区、平衡区[b]、风池、曲池、阳陵泉。

---

[a] 舞蹈震颤区：位于头部，由眉间至枕外粗隆高点的前后正中线的中点，向后移1 cm处定为上点，再由眉中点上缘至枕外粗隆高点的头侧水平连线与鬓角前缘相交之处定为下点，作与上、下两点连线（运动区）向前移1.5 cm的平行线即为本区，相当于大脑皮层中央前回在头皮上的投影。

[b] 平衡区（枕下旁线）：在后头部，从膀胱经玉枕穴向下引一直线，长2寸。

配穴：① 肝肾不足加肝俞、肾俞；② 气血两虚加足三里、曲池；③ 痰热动风加尺泽、中脘、太冲；④ 痰瘀交阻加足三里、丰隆、血海。

2. 其他治疗　耳针法。

取穴神门、肝、肾、皮质下、内分泌、三焦，毫针针刺，或王不留行子压豆。

第二节　外科常见病的针灸治疗

落　枕

【中西医病名】

中医病名：落枕、失枕。

西医病名：颈部急性扭挫伤、颈肩部肌筋膜炎。

【病因病机】

本症多由于体质虚弱劳累过度，睡眠时枕头过高、过低或过硬，或姿势不良，头颈过度偏转等因素使一侧肌群在较长时间内处于过度伸展状态，以致发生痉挛（主要是胸锁乳突肌、斜方肌及肩胛胛提肌痉挛）。也有部分患者因睡眠时肩部暴露，颈肩部当风，感受风寒，气血凝滞，经络痹阻而发生拘急疼痛。少数患者因颈部突然扭转或肩扛重物，致使部分肌肉扭伤或发生痉挛。

【鉴别诊断】

晨起感觉颈项一侧僵硬强痛，颈项和项背肌肉紧张。患者头向患侧倾斜，下颌转向健侧，不能自由旋转，项背牵拉痛，甚则向同侧肩部及上臂扩散，颈项活动受限，并有明显压痛。如有外伤史，应摄 X 线片以鉴别骨折、脱位及颈椎病。

【辨证要点】

若痛在项背，头部俯仰受限，项背部压痛明显者，病变以督脉、太阳经为主。若痛在颈肩部，颈部不能左右回顾和向两侧偏斜，病变以少阳经为主。兼恶风畏寒者，为风寒袭络；颈部扭伤者，为气滞血瘀。

【针灸治疗及关键技术】

1. 基本治疗

治法：舒筋通络，解痉止痛。以局部阿是穴及手太阳、足少阳经穴为主。

主穴：阿是穴、肩井、后溪、落枕穴。

配穴：① 太阳病证加天宗、天柱；② 少阳病证加肩井、外关；③ 风寒袭络加风池；④ 气滞血瘀加合谷。

操作：毫针泻法。诸穴均常规针刺，同时嘱患者在行针中向前后左右活动颈项部；由风寒所致者局部加灸。可加用电针。

2. 其他疗法

（1）皮肤针法：叩刺颈项强痛部位及肩背部压痛点，使局部皮肤潮红。

（2）拔罐疗法：疼痛轻者直接拔罐；疼痛较重者可先在局部用皮肤针叩刺出血，然后再拔火罐，可行走罐法。

（3）耳针疗法：取颈、颈椎、神门。毫针浅刺，捻转泻法，留针30分钟，同时嘱患者活动颈项部。

痔　疮

【中西医病名】

中医病名：痔核。

西医病名：痔疮。

【病因病机】

痔疮发生多因久坐或站立工作、肩挑负重、跋涉远行、妊娠等所致；或因饮食不节，嗜食辛辣厚味，燥热内生，肠胃受损而得；或因久泄久痢、便秘，以致湿热内生，脉络郁阻，结聚肛肠而致。

【诊断要点】

肛门部出现小肉状突出物，无症状或仅有异物感，也可伴有肛门处疼痛、肿胀和大便时出血。

【鉴别诊断】

本病需与直肠癌、直肠息肉鉴别,直肠镜可资鉴别。

【辨证要点】

根据痔核的位置分为内痔、外痔和混合痔。发生于肛门齿状线以上者为内痔,齿状线以下者为外痔,齿状线上下均有者为混合痔。肛内有肿物脱出,坠胀疼痛,甚或嵌顿,肛缘水肿,触痛明显,大便带血,舌暗红,脉弦细涩者属气滞血瘀;便血鲜红,便时肛内有肿物脱出,可自行还纳,肛门坠胀或灼热疼痛,苔黄腻,脉滑数者属湿热下注;病久伴有脱肛、乏力者属脾虚气陷。

【针灸治疗及关键技术】

1. 基本疗法

治法:行气活血,清热利湿(脾虚气陷者健脾益气,升阳举陷)。

主穴:长强、会阳、百会、承山、二白。

加减:① 气滞血瘀加白环俞、次髎;② 湿热下注加三阴交、阴陵泉;③ 脾虚气陷加气海、脾俞、足三里。

操作:诸穴均用泻法,脾虚气陷者补法,可灸。

2. 其他疗法

(1) 三棱针法:取由龈交穴点刺出血。

(2) 挑治疗法:在T_7至腰骶椎旁开 1~1.5 寸范围寻找阳性反应点(红色丘疹个或数个不等),用粗针逐一挑破,并挤出血或黏液。

(3) 耳针疗法:取直肠、肛门、神门、皮质下、脾、三焦。每次选 3~5 穴。

肩关节周围炎

【中西医病名】

中医病名:冻结肩、漏肩、肩痹、肩凝、五十肩等。

西医病名:肩关节周围炎(简称肩周炎)。

【病因病机】

本病多继发于肱二头肌肌腱炎、肩峰下滑囊炎、冈上肌肌腱炎等软组织劳损性、炎性病变，或因外伤、受寒而引发。韧带、肌腱、关节囊的充血水肿、渗出、增厚等炎性改变，如得不到有效的治疗，久之则发生粘连。同时，患肩的保护性的活动限制，或长期固定又进一步加重黏连的形成，最终导致肩关节活动功能丧失。中医认为，本病发生多因卫气不和、腠理空虚、气血亏虚、营养失调，或劳累之后出汗受风，或久卧湿地，或闪挫扭伤，风、寒、湿邪侵袭肩部，使经络阻滞，气血运行不畅，经筋失养，关节不利所致。

【诊断要点】

本病主要临床表现是肩部疼痛及肩关节功能活动障碍。起病缓慢，病程较长，一般分为三期。

1. 初期　即组织炎变期，又叫疼痛期。单侧肩部酸痛，偶见两侧同时受累。疼痛广泛且逐渐加重，其痛可向颈部、前臂和上臂放散，或呈弥散性疼痛，开始多是阵发性疼痛，逐渐发展到持续性疼痛。

2. 中期　即组织黏连期，又叫功能障碍期，以静止痛为特征。由于肩关节周围的软组织发生广泛黏连，肌肉长期废用而引起肌肉萎缩或肌力下降，肩关节各方向的运动均有不同程度的受限，尤以外展、内收、后伸功能障碍最为明显。梳头、穿衣服等动作均难以完成，甚至生活难以自理。

3. 末期　组织松解康复期。后期病变组织产生黏连，功能障碍随之加重，关节酸痛逐渐减轻，肌肉僵硬逐渐松解。

【辨证要点】

肩后部压痛明显时，为手太阳经证；肩前部压痛明显时，为手阳明经证；肩外侧压痛明显时，为手少阳经证。兼遇风寒痛增，得温痛缓，畏风恶寒，为风寒阻络；肩部有外伤或劳作过度史，舌暗或有瘀斑，为气滞血瘀；肩部酸痛，劳作加重，或伴见头晕目眩，四肢乏力，为气血亏虚。

【针灸治疗及关键技术】

1. 基本治疗

治法：通经活血，祛风止痛。以阿是穴及手阳明、手少阳、手太阳经穴为主。

主穴:肩髃、肩髎、肩贞、肩前、阿是穴。

配穴:① 手太阳经证加后溪、昆仑;② 手阳明经证加合谷、条口;③ 手少阳经证加外关、阳陵泉;④ 风寒阻络加合谷、风池;⑤ 气滞血瘀加内关、合谷;⑥ 气血亏虚加足三里、气海。

操作:先刺远端配穴,做较强刺激,行针时嘱患者运动肩关节。可加用灸法。

2. 其他治疗

(1) 刺络拔罐法:用三棱针在肩部压痛点点刺或皮肤针叩刺,使少量出血,加拔火罐。

(2) 小针刀疗法:肩关节出现粘连时在局部麻醉下将小针刀刺入痛点,可触及硬结及条索状,顺肌纤维走行方向剥离松解黏连。

骨关节炎

【中西医病名】

中医病名:本病属于中医"骨痹"范畴。

西医病名:骨关节炎。

【病因病机】

年老体衰、素体虚弱,肝肾亏虚、气血凝滞,复感风、寒、湿、热,邪滞经络,气血阻滞,迁延日久,邪实正虚日益加重而形成骨痹。

【诊断鉴别】

初期为轻微钝痛,逐渐加重,活动时疼痛加重,休息好转。患者常感关节活动不灵活,上下楼梯困难,晨起或固定某个体位较长时间关节僵硬,稍活动后减轻,关节活动时有各种不同的响声,即骨摩音,有时可出现关节交锁。

晚期多伴有明显滑膜炎症,表现为疼痛加重;关节肿胀、积液,活动明显受限。关节肿胀积液时,膝关节可出现浮髌试验阳性;髋关节内旋角度增大时疼痛加重。X线示骨质增生、关节表面不光整,关节间隙狭窄。

本病当与骨折、骨肿瘤、骨结核等鉴别,X线或MRI可资鉴别。

【辨证要点】

遇风寒痛增,得温痛缓,畏风恶寒,为风寒阻络;有外伤或劳作过度史,舌暗或有瘀斑,为气滞血瘀;劳作加重,或伴见头晕目眩,四肢乏力,为肝肾亏虚。

【针灸治疗及关键技术】

1. 基本治疗

治法:活血化瘀,通络止痛。

主穴:膝骨关节炎:阿是穴、犊鼻、内膝眼、血海、梁丘、阳陵泉。

配穴:① 髋关节炎:阿是穴、环跳、秩边;② 风寒阻络加合谷、风池;③ 气滞血瘀加太冲、合谷;④ 肝肾亏虚加肝俞、肾俞。

操作:内、外膝眼取穴时当屈膝,可灸。

2. 其他疗法

(1) 穴位注射法:取阿是穴。用0.25%~0.5%的盐酸普鲁卡因1~3 mL(注射前须作皮试)缓缓注入,每2~3日1次。

(2) 小针刀疗法:用针刀松解局部压痛点部位肌腱附着点的黏连。

附1:肱骨外上髁炎

【中西医病名】

中医病名:肘劳,本病属中医"伤筋"的范畴。

西医病名:肱骨外上髁炎。

表现为肘关节疼痛,活动时疼痛加重,伴有伸腕或前臂旋转功能障碍。本病是因前臂伸腕肌群的起点部反复受到牵拉刺激而引起的一种慢性损伤性疾病。本病多见于从事旋转前臂和屈伸肘关节的劳动者,如木工、钳工、水电工及网球运动员等,又俗称"网球肘"。

【病因病机】

中医学认为,劳累汗出、营卫不固、寒湿侵袭肘部经络,使气血阻滞；或长期从事旋前、伸腕等剧烈活动，使筋脉损伤、瘀血内停等均能导致肘部经气不通，不通则痛。

【诊断鉴别】

起病缓慢，常反复发作，无明显外伤史。多发于一侧，亦有双侧发病者。主要表现为肘关节外侧逐渐出现疼痛，握物无力，用力握拳，以及做前臂旋转动作如拧毛巾时疼痛加剧，严重时疼痛可向前臂或肩臂部放射。肘关节活动正常，局部红肿不明显，在肘关节外侧，肱骨外上髁，或桡骨头前缘等处可找一个局限而敏感的压痛点，在腕关节背伸时于手背加压可引起疼痛。本病应注意与根性颈椎间盘突出症鉴别。后者可表现为上肢外侧疼痛，为放射痛，手及前臂有感觉障碍区，无局限性压痛。本病应与肩关节结核、肌腱断裂、颈椎神经压迫等相鉴别。X线或MRI可资鉴别。

【辨证要点】

下臂旋前受限者为手阳明经筋病证；下臂旋后受限者为手太阳经筋病证。肘尖疼痛为手少阳经筋病证。

【针灸治疗及关键技术】

1. 基本治疗

治法：舒筋活血，通络止痛。

主穴：曲池、肘髎、手三里、手五里、阿是穴。

配穴：① 下臂旋前受限加下廉、合谷；② 下臂旋后受限加支正、小海；③ 肘尖疼痛加天井、外关。

操作：针灸并用，泻法。在局部压痛点可采用围刺或齐刺。

2. 其他疗法

(1) 刺络拔罐法：用皮肤针在局部压痛点叩刺，加拔火罐。

(2) 穴位注射法：取阿是穴。用泼尼松25 mg加1%普鲁卡因注射液2 mL注入。如仍有疼痛，7日后再注射1次。

(3) 小针刀疗法：用针刀松解肱骨外上髁炎或压痛点部位肌腱附着点的粘连。

附2：腱鞘炎

【中西医病名】

中医病名：伤筋、筋瘤、筋结。

西医病名：腱鞘炎。腱鞘炎是指肌腱过度用力在腱鞘内机械性摩擦而引起的慢性损伤性炎症。好发于长期、快速、用力使用手指和腕部的中老年妇女、轻工业工人。在食指常发生屈肌腱鞘炎，又称"弹响指"或"扳机指"；发于拇指为拇指屈肌腱鞘炎，又称"弹响拇"；在腕部为拇长展肌和拇短伸肌腱鞘炎，又称"桡骨茎突狭窄性腱鞘炎"。

【病因病机】

腱鞘炎多因慢性劳损等原因，损伤经筋，导致局部静脉气滞血瘀，阻滞不通，凝滞筋脉而发筋结。

【鉴别诊断】

桡骨茎突狭窄性腱鞘炎症见腕关节桡侧疼痛，不能提重物，疼痛可向前臂放射；握拳（拇指屈在掌心）尺偏时患处有剧痛。屈指肌腱狭窄性腱鞘炎多发于指部，以拇指多见，屈伸功能障碍，局部疼痛，有时向腕部放射；手指伸屈时常发生弹响。发作部位腱鞘有肿胀、活动受限，并有明显压痛。

【辨证要点】

桡骨茎突处疼痛，在列缺、阳溪附近有明显压痛属手阳明经筋证；手拇指屈曲时疼痛，在鱼际、太渊附近有压痛属手太阴经筋证；手指伸展时疼痛，在阳池、合谷附近压痛属手少阳阳明经筋证。

【针灸治疗及关键技术】

1. 基本治疗

治法：舒筋活络、消肿止痛。

主穴：以局部取穴为主，列缺、合谷、阳溪、阿是穴。

操作：针灸并用，平补平泻。阿是穴因所在部位肌肉的厚薄不同而应灵活掌握针刺深浅,其他穴位按常规针刺,可灸。

2. 其他疗法　穴位注射。

取阿是穴。用 0.25%～0.5% 的盐酸普鲁卡因 1～3 mL(注射前须作皮试)缓缓注入。每 2～3 日 1 次。

腱 鞘 囊 肿

【中西医病名】

中医病名:筋瘤、筋结。

西医病名:腱鞘囊肿。

【病因病机】

本病多由外伤或慢性劳损伤及关节、筋膜,造成局部气血阻滞、筋脉失养不得伸展,形成筋聚不散而引起的。

【鉴别诊断】

本病病程较缓慢,无明显自觉症状,偶有较微酸痛、乏力,可向囊肿周围放散,关节活动时有酸胀感觉。局部可见半球形、光滑的肿块。触之呈球状,表面光滑可推动,边缘清楚,质软,有波动感。囊液充满时,囊壁变为坚硬,压之有胀或痛感。肿块与皮肤无黏连,但与深处的组织黏连。

【针灸治疗及关键技术】

1. 基本治疗

治法:行气活血,化癖散结。

主穴:囊肿局部阿是穴。

操作:以针刺为主,泻法。用毫针在囊肿四周成 45° 分别向囊底刺入,穿透囊壁。

2. 其他疗法　三棱针疗法。

选取阿是穴,在囊肿局部常规消毒,三棱针对准囊肿高点迅速刺入,将表层囊壁刺破,并向四周深刺,但勿透过囊壁下层,然后摇大针孔并快速拔针,用手指由轻而重挤出囊液,并用消毒纱布加压敷盖。

丹　毒

【中西医病名】

中医病名：患部皮肤突然变赤，状如涂丹，故名丹毒。多发于颜面和小腿，生于下肢者称"流火"；生于头面者称"抱头火丹"；游走全身称"赤游丹"。

西医病名：急性网状淋巴管炎。

【病因病机】

本病属火毒为病。多因血分有热，外受火毒，热毒搏结，蕴阻肌肤，不得外泄；或皮肤损伤，火毒之邪乘虚而入引起，同时可夹有风热、肝火、湿热、新生儿胎热火毒等。

【诊断要点】

本病多发生于下肢，其次为头面部。有皮肤黏膜损伤史。发病初可见恶寒、发热、头痛、纳呆等全身症状。皮肤突然变赤，色如丹涂脂染，掀红肿胀，边界分明，皮肤稍隆起，并迅速蔓延四周。严重者红肿局部可见有紫癜，逐渐转为暗红色或橙黄色，5～6日后发生脱屑，逐渐痊愈。新生儿丹毒常呈游走性。

【鉴别诊断】

本病需与接触性皮炎、蜂窝组织炎、血管神经性水肿等鉴别。

【辨证要点】

若发于头面，为风热上扰，病损局部红肿疼痛，或伴恶寒发热；发于下肢或红斑表面出现黄色水疱者为热毒夹湿，反复发作，可形成大脚风(象皮脚)；发于新生儿脐间、臀腿之间属胎火蕴毒；若出现壮热烦躁、恶心呕吐、神昏谵语等，为热毒内陷，属危急之证。

【针灸治疗及关键技术】

1. 基本治疗

治法：泻火解毒，凉血化瘀。

主穴：合谷、曲池、血海、委中、阿是穴。

配穴：① 风热上扰加大椎、风门疏风散邪；② 热毒夹湿加阴陵泉、内庭、丰隆清热化湿;③ 胎火蕴毒加中冲、水沟凉血解毒;④ 热毒内陷者加十宣、十井穴。

操作:毫针刺,用泻法。合谷、曲池、血海、委中、阿是穴诸穴均可用三棱针点刺出血,并可在刺络的基础上加拔火罐(面部禁用)。

2. 其他疗法

(1) 耳针:取肾上腺、神门、耳尖、耳背静脉、皮损对应部位。毫针刺法或压籽法,耳尖、耳背静脉可点刺出血。

(2) 三棱针:取阿是穴。用三棱针散刺或用皮肤针叩刺,使其少量出血后加拔火罐。

足　跟　痛

【中西医病名】

中医病名:痹证、足痹。

西医病名:跟腱炎、跟骨退行性变。

【病因病机】

该病的形成是以肝肾亏虚、气血失和、筋脉失养为先决条件,复因风、寒、湿邪侵袭及外伤、劳损等致使足跟部气血循行不畅,气血阻滞,不通则通;或肝肾亏虚,无以充骨生髓,筋脉失养而成。

【诊断要点】

患者多在中年以上,有急性或慢性足跟部损伤史,站立或走路时足跟及足底疼痛,不敢着地。疼痛可向前扩散到前脚掌,运动及行走后疼痛加重,休息减轻。检查可见足跟部肿胀,压痛明显。

【鉴别诊断】

本病应注意与跟骨骨髓炎、跟骨结节及跟骨骨骺炎鉴别。

【针灸治疗及关键技术】

1. 基本治疗

治法:疏经通络、化瘀止痛,针灸并用,泻法或平补平泻。

主穴:以足跟局部和足少阴、足太阳经腧穴为主。太溪、照海、昆仑、申脉、悬钟、阿是穴。

配穴：① 痛及小腿加承山、阳陵泉；② 气虚加脾俞、足三里健脾益气；③ 血瘀加膈俞、太冲；④ 肝肾不足加肝俞、肾俞。

操作：太溪、昆仑透刺法；申脉、照海则刺向跟底部，可灸。

2. 其他疗法

（1）穴位注射：取阿是穴。用0.25%～0.5%的盐酸普鲁卡因1～3 mL（注射前须作皮试）缓缓注入。每2～3日1次。

（2）小针刀疗法：用针刀松解足跟部压痛点部位肌腱附着点的黏连。

第三节　皮肤科常见病的针灸治疗

荨麻疹

【中西医病名】

中医病名：风疹块、风团疙瘩、隐疹。

西医病名：急、慢性荨麻疹。

【病因病机】

禀赋不耐，复因饮食不当，外邪侵袭或情绪刺激等诱发，引起腠理不固，风邪侵袭，肠胃不和，蕴湿生热，肠胃积热，内外不得通泻，久病反复发作，耗伤气血，生风化燥，卫表不固，营卫失和，从而发生皮肤高起，瘙痒难耐诸症。基本病机是营卫失和，邪郁腠理。

【诊断要点】

发病前常先有皮肤瘙痒，随即出现皮肤高起，局部皮肤呈鲜红或苍白色、皮肤色。发作时间不定，可反复或成批发生，以傍晚发作者多。部分患者伴有恶性呕吐、头痛头胀、发热、腹痛腹泻，甚或胸闷、面色苍白、心悸等症状。病发多有饮食不当，外邪侵袭或情绪刺激等诱因。

实验室检查：红细胞沉降率、抗核抗体与血清补体测定，以及冷球蛋白、冷溶血素等表现。

【鉴别诊断】

1. 接触性皮炎　虽有肿胀,但只局限于暴露或接触部位有皮炎的表现。

2. 水痘　病程短,有发热、水疱性皮疹,主要分布在头面躯干部、口腔,以及咽峡部黏膜有红斑水痘样损害。

【辨证要点】

1. 辨外风与内风

(1) 外风者:疹块多出现在头面、手足等露出部位,病程较短,脉浮。

(2) 内风者:疹块反复发作,迁延日久。

2. 辨风热与风寒

(1) 风热者:风团色红,灼热剧痒,遇热加重,发热,咽喉肿痛,苔薄黄,脉浮数。

(2) 风寒者:风团色白,遇风寒加重,得温则减,恶寒,舌淡、苔薄白,脉浮紧。

3. 辨血虚风燥与肠胃积热

(1) 血虚风燥:风疹反复发作,迁延日久,午后或夜间加重,心烦少寐,口干,手足心热,舌红、少苔,脉细数无力。

(2) 肠胃积热:风团色红,成块成片,脘腹疼痛,恶心呕吐,便秘或泄泻,苔黄腻,脉滑数。

【针灸治疗及关键技术】

1. 基本治疗

(1) 风热犯表

治法:疏风清热。

主穴:曲池、合谷、血海、三阴交、膈俞。

配穴:大椎、风门。

(2) 风寒束表

治法:散寒解表。

主穴：曲池、合谷、血海、三阴交、膈俞。

配穴：风门、肺俞。

（3）血虚风燥

治法：养血润燥，祛风止痒。

主穴：曲池、合谷、血海、三阴交、膈俞。

配穴：风门、脾俞、足三里。

（4）肠胃实热

治法：清热泻火，通调腑气。

主穴：曲池、合谷、血海、三阴交、膈俞。

配穴：内关、支沟、足三里。

2. 其他治疗

（1）耳针：取风溪、耳中、神门、肾上腺、肺、胃、大肠。每次选3～4穴，毫针刺法或埋针法、压籽法。

（2）拔罐：取神阙。拔火罐，留罐5分钟，反复拔罐3次左右，至局部充血。

（3）皮肤针：取风池、血海、曲池、风市、夹脊（$T_2 \sim T_5$、$S_1 \sim S_4$）。用重叩法至皮肤隐隐出血为度。

斑　秃

【中西医病名】

中医病名：鬼剃头、油风、圆秃。

西医病名：斑秃。

【病因病机】

多因思虑太过，饮食不节，房劳不节，情志不遂等诱发，出现脾胃虚弱，且肺气不足，致气血化生不足，肺气宣发失司，津液失于敷布，肝郁气滞，气机不畅，气滞血瘀，从而发生瘀血不去，新血不生的症状。基本病机总属精血亏虚或气滞血瘀，血不养发。

【诊断要点】

本病多见于青年人，突然出现圆形或椭圆形秃发斑，数目不等,大小不一。局部皮肤无炎症现象,平滑光亮,无任何自觉症状。也有少数患者早期在秃发区可以看到红斑和浮肿。秃发边缘的头发松动,很容易脱落或拔出,拔出时可见发干近端萎缩。个别患者病损过可不断扩大,以致整个头发全部脱光(称为"全秃")或周身毛发包括眉毛、胡须、腋毛、阴毛、毳毛等全部脱落(称为"普秃")。多数患者在一年内脱落的毛发可以重新生出,新生的毛发细软,呈黄白色,且可随生随脱,以后逐渐变黑变粗而恢复正常。病发多有情志不遂、房劳不节等诱因。

【鉴别诊断】

1. 假性斑秃　患者头皮萎缩,光滑如薄纸,毛囊口不明显,脱发区边缘头发不松动。

2. 黄癣　自幼即开始发病,有结痂史或能看到黄癣痂,真菌检查阳性,局部有萎缩性瘢痕。

3. 头皮局限性硬皮病　一般不呈圆形或椭圆形,常像刀砍状,局部头皮变硬,常有色泽改变。

【辨证要点】

1. 辨虚与实

(1) 虚性:斑秃多见于40岁以上者,或病后、产后、创后脱发,病情多为渐进性,且伴有面色㿠白,畏冷肢寒,倦怠乏力等症状,脉细。

(2) 实性:斑秃多为突然脱发,进展较快,常伴有烦躁不安,烦热失眠等症状,舌红或暗红。

2. 辨血虚与精亏

(1) 血虚:脱发区能见到散在的、参差不齐的参与头发,但轻轻触摸就会脱落。伴唇白、心悸、气短语微等症状。舌淡、苔薄白,脉细弱。

(2) 肝肾不足:脱发多为大片而均匀地脱落,严重时还会出现眉毛、腋毛、阴毛的脱落。伴畏冷肢寒、头晕耳鸣、腰膝酸软等症状。舌淡有裂纹,苔少或无,脉沉细无力。

3. 辨血热与血瘀

（1）血热生风：突然脱发，伴有头部烘热，头皮瘙痒，急躁不安，舌红苔少，脉细数。

（2）血瘀阻络：发病前有头痛，头皮刺痛等自觉症状，继而出现斑块脱发，伴夜多噩梦、烦躁不眠等症状，舌暗红，苔少，脉沉涩。

【针灸治疗及关键技术】

1. 基本治疗

（1）气血两虚

治法：益气养血。

主穴：阿是穴、百会、大椎、膈俞。

配穴：足三里、气海、血海。

（2）肝肾不足

治法：补益肝肾。

主穴：阿是穴、百会、肝俞、肾俞、膈俞。

配穴：太溪、命门。

（3）血热生风

治法：息风养血。

主穴：阿是穴、百会、大椎、膈俞。

配穴：风池、曲池。

（4）瘀血阻络

治法：活血通窍。

主穴：阿是穴、百会、血海、膈俞。

配穴：太冲。

2. 其他治疗

（1）皮肤针：取脱发区、夹脊穴或相关背俞穴。先从脱发边缘呈螺旋状向中心区叩刺，再叩刺夹脊或背俞穴，范围在 0.5～1 cm，至局部皮肤微渗出血。隔日 1 次。脱发区在叩刺后用生姜片外擦或外搽斑蝥配剂、旱莲草配剂、侧柏叶配剂，能提高生发效果。

（2）艾灸：取阿是穴。用艾条在局部熏灸，至皮肤呈红晕为度,每日1～2次。

(3) 穴位注射:取阿是穴、头维、百会、风池。用维生素 B_{12} 4 mL或三磷腺苷 5～10 mg,每穴注射 0.5 mL 药液。隔日 1 次。

神经性皮炎

【中西医病名】

中医病名:牛皮癣。

西医病名:神经性皮炎、慢性单纯性苔藓。

【病因病机】

本病多因情志不遂、心绪烦扰、精神紧张、神经衰弱、过度疲劳,以致正气不足,风热入侵并阻滞肌肤而发。病久耗伤阴液,营血不足,血虚化燥生风,肤失濡养而形成苔藓化皮损。此外,局部衣领摩擦、搔抓刺激、日晒、饮酒等常为诱发和加重的因素。

【诊断要点】

1) 好发于颈、项部、四肢伸侧及骶尾部等处。

2) 先有局部间隙性瘙痒而无明显皮损,经反复搔抓或摩擦后出现粟粒至绿豆大圆形或多角形扁平丘疹,密集或散在。呈正常皮色或淡褐色,表面光滑或有少量鳞屑。以后丘疹增多,扩大并融合成片,皮纹加深,边缘清楚,呈苔藓样变。由于搔抓还可见抓痕、血痂或激发感染。

3) 自觉阵发性剧痒,夜间尤甚。情绪波动、局部刺激、饮酒及食辛辣刺激性食物等常可使病情加重或诱发本病。

4) 病程慢性,反复发作。本病可分为局限性和泛发性两型。

【鉴别诊断】

1. 慢性湿疹　主要症状是多有糜烂、渗出等急性湿疹的发病过程,以皮肤肥厚粗糙为主,边界欠清楚。

2. 扁平苔藓　为多角形,中央略凹陷的扁平丘疹,呈暗红、紫红或正常皮色,表面有非常细小鳞屑,形成一有光泽的膜。有条状损害,颊黏膜常有灰白色扁平多角形皮损,组织病理学检查有特异性。

3. **原发性皮肤淀粉样变** 两小腿伸侧有对称性的圆形丘疹样苔藓样斑片,圆形丘疹,呈半透明状,高粱米至绿豆大小,粗糙而坚硬,组织病理学检查有特异性。

【辨证要点】

1. **血虚风燥** 丘疹融合,成片成块,表面干燥,色淡或灰白,皮纹加深,上覆鳞屑,剧烈瘙痒,夜间尤甚,女性或兼有月经不调,舌淡、苔薄、脉濡细。

2. **阴虚血燥** 皮损日久不退,呈淡红或灰白色,局部干燥肥厚,甚则泛发全身,剧烈瘙痒,夜间尤甚,舌红、少苔、脉弦数。

3. **肝郁化火** 皮损色红,心烦易怒或精神抑郁,失眠多梦,眩晕,口苦咽干,舌红、脉弦数。

4. **风热蕴阻** 皮疹呈淡褐色,皮损成片,粗糙肥厚,阵发性剧痒,夜间尤甚,舌苔薄黄,脉浮数。

【针灸治疗及关键技术】

1. **基本治疗**

治法:活血祛风,清热止痒。

主穴:曲池、血海、阴陵泉、阿是穴。

配穴:①气滞血瘀加膈俞、中脘、太冲;②风热挟湿加丰隆、风池、行间;③血虚风燥加足三里、太溪、合谷。

2. **其他治疗**

(1)耳针治疗:肺、肝、神门、皮质下、肾上腺、内分泌及皮损相应部位。

(2)头针治疗:双侧感觉区上 2/5,或选用相应部位感觉区。本法适用于七情内伤所致神经性皮炎患者。

(3)梅花针治疗:用七星针扣刺皮肤或皮损患处,来回移动击针,以少量出血为度。本法适用于皮损呈苔藓样变患者。

(4)灸法治疗:在皮损局部行温针灸或艾条灸。本法适用于神经性皮炎初期。

毛 囊 炎

【中西医病名】

中医病名：疖、疖肿。

西医病名：毛囊炎。

【病因病机】

毛囊炎之发作，多由于身体内蕴湿热；或因于身体虚弱，卫气不固；或因于皮肤不洁，腠理不密；或因于摩擦挤压，皮肤易受损伤。毒邪侵袭，蕴于皮肤，致使气血凝滞，毒邪化热，热毒蕴结而出现丘疹、结节、脓疱。

【诊断要点】

1) 好发于有毛发及易摩擦部位，特别是头皮、后颈及背部。经常接触油脂或沥青者，颜面及四肢亦常受累。

2) 皮损为针尖到麦粒大小红色的毛囊性丘疹或小脓疱，中间有毛发穿过，周围绕以红晕，散在分布。

3) 局部微痒或略痛，一般无发热等全身症状。

4) 瘙痒性皮肤病、糖尿病或抵抗力低下常为本病的诱因，诱因未除时可反复发作。

【鉴别诊断】

1. **毛囊性脓疱疮** 多发于毳毛部位，以四肢伸侧较多，脓疱较大，分泌物较多，易结成厚痂。

2. **寻常性痤疮** 多见于青年男女，皮损呈多形性，有黑头粉刺，好发于颜面、上胸及背部等皮脂腺丰富部位。

【辨证要点】

发于夏秋季节者，辨证为暑热浸淫证；发于气实火盛者，辨证为热毒蕴结证；发于体虚者，辨证为体虚毒恋证。

1. **热毒蕴结** 常见于气实火盛患者。好发于项后发际、背部、臀部，轻者疖肿只有一二个，多则可散发全身，或簇集一处，或此愈彼起，伴发热、口渴、溲赤、便秘；苔黄，脉数。

2. **暑热浸淫** 发于夏秋季节,以小儿及产妇多见。局部皮肤红肿结块,灼热疼痛,根脚很浅,范围局限,多在3 cm左右;可有发热,口干,便秘,溲赤等症状;舌苔薄腻,脉滑数。

3. **体虚毒恋** 疖肿常此愈彼起,不断发生。由阴虚内热染毒所致者,散发全身各处或固在一处,疖肿较大,易转变成头疽;常有口干唇燥;舌质红,舌苔薄,脉细数。由脾胃虚弱染毒所致者,泛发全身各处,溃脓、收口时间均较长,脓水稀薄;常有面色萎黄,神疲乏力,纳少便溏;舌苔薄,质淡或边有齿痕,脉濡。

【针灸治疗及关键技术】

1. **基本治疗**

治法:清热解毒,利湿化瘀。

主穴:合谷、灵台、委中。

配穴:① 湿热加阴陵泉、中机、行间;② 阴虚加三阴交、太溪、水泉;③ 生于面部加商阳、曲池;④ 高热加曲池、大椎。

2. **其他治疗**

(1) 刺络拔罐法:患者背向外骑坐在椅子上,两手扶椅背。消毒后用三棱针直刺灵台穴深达皮肉。出针后在穴位处拔火罐,令出血10~15 mL后起罐。

(2) 放血疗法:先用胶带束紧委中穴上端,施术者用右手持三棱针对准穴位,刺0.5~1分深,然后将针缓缓退出,待黑血出尽,变为赤色,可将胶带解开,用消毒棉球揉按针孔。

湿 疹

【中西医病名】

中医病名:湿疮、癣疮。

西医病名:湿疹。

【病因病机】

病多因外感风、湿、热邪,或脾失健运,湿热内生,内外合邪,两相搏结,浸淫肌肤所致。或因饮食不节,过食辛辣鱼腥动风之品,或嗜酒,伤及脾胃,脾失健运,致湿热内生,又外感风、湿、热邪,内外合邪,两相搏结,浸淫肌肤发为本病。或因素体虚弱,脾为湿困,肌肤失养或因湿热蕴久,耗伤阴血,化燥生风而致血虚风燥,肌肤甲错,发为本病。总因禀赋不耐,风、湿、热阻于肌肤所致。

【诊断要点】

根据病程和皮损特点,一般分为急性、亚急性、慢性三类。

1. **急性湿疮** 起病较快,常对称发生,可发于身体的任何一个部位,亦可泛发于全身,但以面部的前额、眼皮、颊部、耳部、口唇周围等处多见。初起皮肤潮红、肿胀、瘙痒,继而在潮红、肿胀或其周围的皮肤上,出现丘疹、丘疱疹、水疱。皮损群集或密集成片,形态大小不一,边界不清。常因搔抓而水疱破裂,形成糜烂、流滋、结痂。自觉瘙痒,轻者微痒,重者剧烈瘙痒呈间隙性或阵发性发作,常在夜间增剧,影响睡眠。皮损广泛者,可有发热,大便秘结,小便短赤等全身症状。

2. **亚急性湿疮** 多由急性湿疮迁延而来,急性期的红肿、水疱减轻,流滋减少,但仍有红斑、丘疹、脱屑。自觉瘙痒,或轻或重,一般无全身不适。

3. **慢性湿疮** 多由急性、亚急性湿疮反复发作而来,也可起病即为慢性湿疮,其表现为患部皮肤增厚,表面粗糙,皮纹显著或有苔藓样变,触之较硬,暗红或紫褐色,常伴有少量抓痕、血痂、鳞屑及色素沉着,间有糜烂、流滋。自觉瘙痒剧烈,尤以夜间、情绪紧张、食辛辣鱼腥动风之品时为甚。若发生在掌跖关节部的易发生皲裂,引起疼痛。病程较长,数月至数年不等,常伴有头昏乏力、腰酸肢软等全身症状。

【鉴别诊断】

1. **接触性皮炎** 有明确的接触史。皮损局限于接触部位,以红斑、潮红、肿胀、水疱为主,形态较单一,边界清楚,去除病因后很快痊愈,不复发。

2. **牛皮癣** 皮损好发于颈项、四肢伸侧、尾骶部。初为多角形扁平丘疹,后融合成片,典型损害为苔藓样变,皮损边界清楚,无糜烂渗出史。

【辨证要点】

1. **湿热浸淫** ① 发病急,皮损潮红灼热,瘙痒无休,渗液流滋,伴身热,心烦,口渴,大便干,尿短赤;舌红,苔薄白或黄,脉滑或数。② 发病较缓,皮损潮红,瘙痒,抓后糜烂流滋,可见鳞屑,伴纳少,神疲,腹胀便溏;舌淡胖,苔白或腻,脉弦缓。

2. **血虚风燥** 病久,皮损色暗或色素沉着,剧痒,或皮损粗糙肥厚,伴口干不欲饮,食欲缺乏腹胀;舌淡,苔白,脉细弦。

【针灸治疗及关键技术】

1. **基本治疗**

(1) 湿热浸淫

治法:清热化湿。

主穴:曲池、足三里、三阴交、阴陵泉、皮损局部。

配穴:脾俞、水道、肺俞。

(2) 脾虚湿蕴

治法:健脾利湿。

主穴:曲池、足三里、三阴交、阴陵泉、皮损局部。

配穴:太白、脾俞、胃俞。

(3) 血虚风燥

治法:健脾利湿。

主穴:曲池、足三里、三阴交、阴陵泉、皮损局部。

配穴:膈俞、肝俞、血海。

2. **其他治疗**

(1) 皮肤针治疗:轻叩夹脊穴及足太阳经第一侧线,以皮肤红晕为度。每日1次。

(2) 耳针治疗:① 急性湿疹取肺、神门、肾上腺、耳背静脉;② 慢性湿疹加肝、皮质下。耳背静脉点刺出血,余穴均用毫针刺法,快速捻转,留针1~2小时。

(3) 穴位注射：取曲池、足三里、血海、大椎等，每次选 2 穴，用维生素 B_1、维生素 B_{12}、板蓝根注射液，或自身静脉血加 2.5% 的枸橼酸钠注射液，每穴注入 1～2 mL，隔日 1 次。

带 状 疱 疹

【中西医病名】

中医病名：蛇丹、蛇串疮、蜘蛛疮、缠腰火丹。

西医病名：带状疱疹。

【病因病机】

人是水痘-带状疱疹病毒的唯一宿主，病毒经呼吸道黏膜进入血液形成病毒血症，发生水痘或呈隐性感染，以后病毒可长期潜伏在脊髓后根神经节或者颅神经感觉神经节内。当机体受到某种刺激（创伤、疲劳、恶性肿瘤或病后虚弱等）导致机体抵抗力下降时，潜伏病毒被激活，沿感觉神经轴索下行到达该神经所支配区域的皮肤内复制产生水疱，同时受累神经发生炎症、坏死，产生神经痛。本病愈后可获得较持久的免疫，故一般不会再发。

【诊断要点】

1) 病变皮肤出现簇集成群水疱，沿一侧周围神经呈带状分布。

2) 有明显的神经痛，伴局部淋巴结肿大。

3) 中间皮肤正常。

【鉴别诊断】

1. 单纯疱疹　好发于皮肤与黏膜交接处，分布无一定规律，水疱较小易破，疼痛不著，多见于发热（尤其高热）病的过程中，常易复发。

2. 接触性皮炎　有接触史，皮疹与神经分布无关，自觉烧灼、剧痒，无神经痛。

【辨证要点】

1. 肝经郁热　皮损鲜红，疱壁紧张，灼热刺痛，口苦咽干，烦躁易怒,大便干,小便黄;苔黄,脉弦滑数。

2. 脾经湿热　皮损色淡,疱壁松弛,口渴不欲饮,胸脘痞满,食欲缺乏,大便时溏;舌红,苔黄腻,脉濡数。

3. 瘀血阻络　皮疹消退后局部仍疼痛不止,伴心烦不寐;舌紫暗,苔薄白,脉弦细。

【针灸治疗及关键技术】

1. 基本治疗

（1）肝经郁热

治法:清利肝胆湿热。

主穴:支沟、阴陵泉、行间、夹脊穴、皮损局部。

配穴:太冲、太溪、阳陵泉。

（2）脾经湿热

治法:健脾运湿,化瘀止痛。

主穴:支沟、阴陵泉、行间、夹脊穴、皮损局部。

配穴:大都、三阴交、血海。

（3）瘀血阻络

治法:活血祛瘀。

主穴:支沟、阴陵泉、行间、夹脊穴、皮损局部。

配穴:① 颜面部加太白、阳白、颧髎;② 胸胁部加期门、大包;③ 腰腹部加章门、带脉。

2. 其他治疗

（1）皮肤针治疗:叩刺疱疹及周围皮肤,以刺破疱疹、疱内液体流出、周围皮肤充血或微出血为度,可加拔火罐。每日1～2次。

（2）耳针治疗:取肝、肺及皮疹所在部位的相应耳穴。行针刺、埋线或药丸按压。

痤　疮

【中西医病名】

中医病名:痤疮、粉刺、肺风粉刺。

西医病名：痤疮。

【病因病机】

痤疮的产生，均属卫气被风寒外束，内郁于皮肤而成。皆因劳作后汗出，玄府开而不阖，机体阳气外泄，风、寒、湿邪侵袭肌表，滞于肌肤，郁而化热，轻者成痱，郁热病及血分，血壅肉腐则成痤。故风、湿、热、瘀为痤疮形成之病因。基本病机是热毒郁蒸肌肤。

【诊断要点】

痤疮是青春期男女常见的一种毛囊及皮脂腺的慢性炎症，好发于颜面，胸背等处。初期为粉刺或黑头丘疹，可挤出乳白色粉质样物，后期可出现脓包，硬结，瘢痕。

【鉴别诊断】

1. 酒渣鼻　多发于中年，妇女多见，好发于颜面中部，以鼻尖，前额，下颏及双颊部多见，对称分布，患处皮肤潮红，有丘疹，脓包，但无粉刺，伴有毛细血管扩张。

2. 毛囊炎　由不洁感染引起的，好发于成人的多毛部位，如头部、颈部、四肢。

3. 职业性痤疮　有长期接触煤焦油、石蜡、机油史。损害除面部外常侵犯手背，前臂，肘膝附近等接触部位，多数皮损密集，伴毛囊口角化。

4. 颜面播散性粟粒狼疮　好发于成年人，损害多为半球形或略扁平的丘疹或小结节，与毛囊并不一致，呈暗红色或略带棕黄色，触之柔软，中心坏死，对称分布的眼睑，鼻唇沟及颊部为多，在下眼睑往往融合成堤状，玻片压诊可见苹果酱色改变。

5. 溴、碘所引起的痤疮样药疹　有服药史，没有典型的黑头粉刺，皮疹为全身性，发病无年龄的限制。

【辨证要点】

1. 肺经风热　颜面潮红，粉刺烁热，疼痛或有脓疱。舌红，苔薄，脉数。

2. 肠胃湿热　皮疹红肿疼痛,脘腹胀满,便秘,尿赤。舌红,苔黄腻,脉滑数。

3. 冲任不调　病情与月经周期有关,可伴有月经不调、痛经。舌暗红,苔薄黄,脉弦数。

【针灸治疗及关键技术】

1. 基本治疗

治法:清热解毒,散郁消痤。取督脉穴及手足阳明经穴为主。

主穴:大椎、合谷、曲池、内庭、阳白、四白。

配穴:① 肺经风热加少商、尺泽;② 肠胃湿热加足三里、阴陵泉;③ 冲任不调加血海、三阴交。

操作:毫针针刺,用泻法。大椎点刺放血后加拔罐。

2. 其他治疗

(1) 耳针:取交感、肺、脾、胃、大肠、神门、内分泌、皮质下、肾上腺、面颊、耳尖。每次选用2~3穴。毫针刺法,或压丸法,耳尖可点刺放血。

(2) 三棱针:取 T_1~T_{12} 旁开 0.5~3 寸范围内的阳性反应点。用三棱针挑断皮下部分纤维组织,使之出血少许,每周1~2次。

第四节　妇科常见病的针灸治疗

月 经 不 调

【中西医病名】

中医病名:月经不调,可分为月经先期、月经后期、月经先后不定期。

西医病名:月经不调。

【病因病机】

月经先期,多由忧思郁结,久郁化火,或热蕴胞宫,以致血热妄行而经期超前;月经后期,因寒邪留滞胞宫,或阳虚血衰,影响冲任,经血不能应期来潮;月经先后无定期,因生育过多,房事劳倦,或禀赋素弱,久重久病,损及肝肾,以致冲任失职。

【诊断要点】

月经先期以月经周期提前7天以上、15天以内,连续发生2个周期或以上;月经后期为月经错后7天以上,持续6个月以内,可伴有经量或经期的异常;月经先后无定期以经行或提前或错后7天以上,交替不定且连续发生3个周期以上。

【鉴别诊断】

1. 月经先期　月经周期提前7天以上,甚至半月余1行,连续3个月经周期以上。

月经周期提前半月,应与经间期出血,青春期,更年期月经先期相鉴别。

2. 月经后期　月经周期超过35天,连续3个月经周期以上。

育龄妇女周期延后,应与妊娠,青春期,更年期月经后期相鉴别。

结合妇科检查、B超或气腹造影,以排除子宫及卵巢器质性疾病。

3. 月经先后无定期　月经周期或前或后,均超过7天以上,并连续3个月经周期以上。

月经周期紊乱应与青春期、更年期月经紊乱相鉴别。

结合妇科检查及B超等排除器质性病变,测基础体温、阴道涂片、宫颈黏液结晶检查以了解卵巢功能情况。

4. 月经过多　月经周期基本正常,经量明显增多,在50 mL以上,或时间超过7天。

结合妇科检查及B超检查排除子宫肌瘤等器质性疾病。

排除血小板减少症及凝血机制障碍所致月经过多。

5. 月经过少　月经周期基本正常,经量很少,不足30 mL,甚或点滴即净。

本病应与早孕相鉴别。

排除因结核病引起的月经过少。

【辨证要点】

1. *辨月经先期* 月经先期而至,甚至经行每月 2 次,经色鲜红或紫,伴有烦热、口渴干、喜冷饮等症,舌红苔黄,脉数。

2. *辨月经后期* 月经期推迟,经色淡暗,畏寒喜热,舌淡润,脉迟或细。

3. *辨经乱* 经来先后无定期,经量或多或少,经色或紫或淡,体虚面黄,脉细涩,舌淡。

【针灸治疗及关键技术】

1. 基本治疗

(1) 月经先期

治法:清热和血,益气调经。

主穴:合谷、气海、血海、三阴交。

配穴:① 实热证加曲池或行间;② 虚热证加太溪;③ 气虚证加脾俞、足三里。

(2) 月经后期

治法:温经散寒,和血调经。

主穴:归来、血海、三阴交、地机。

配穴:① 寒实证加神阙、子宫、关元;② 虚寒证加命门、腰阳关。

(3) 月经先后无定期

治法:疏肝益肾,调理冲任。

主穴:公孙、肝俞、三阴交、交信。

配穴:① 肝郁加期门、太冲;② 肾虚加肾俞、太溪;③ 胸胁胀痛加膻中、内关。

2. 其他治疗

(1) 头皮针治疗:选皮质下、内生殖器、内分泌、肝、肾、脾。每次选 2~4 穴,毫针刺用中等刺激,或用耳穴贴压法。

(2) 穴位注射：选关元、三阴交、气海、血海、肝俞、脾俞、肾俞。每次 2～3 穴，用 5% 当归注射液或 10% 丹参注射液，每穴注入药液 0.5 mL，隔日 1 次。

痛　　经

【中西医病名】

中医病名：痛经、经行腹痛。

西医病名：原发性痛经、继发性痛经。

【病因病机】

情志不调，肝气郁结，血行受阻；或经期受寒饮冷，坐卧湿地，冒雨涉水，寒湿之邪客于胞宫，气血运行不畅所致；或由脾胃素虚，或大病久病，气血虚弱，或禀赋素虚，肝肾不足，精血亏虚，加之行经之后精血更虚，胞脉失养而发病。上述病因导致寒湿凝滞或肝郁血瘀，冲任二脉气血不畅，胞宫血瘀，"不通则痛"；肾虚或气血不足，冲、任二脉气血失和，胞宫失养，"不荣则痛"。

【诊断要点】

本病以行经前后或月经期出现下腹疼痛、坠胀为主症，可诊断为痛经。临床应分清原发性和继发性。

1. 原发性痛经　青少年期常见，多在初潮后 1～2 年发病；疼痛多自月经来潮后开始，最早出现在经前 12 小时，以行经第 1 日疼痛最剧烈，持续 2～3 日后缓解，疼痛常呈痉挛性，部位在下腹耻骨以上，可放射至腰骶部和大腿内侧；可伴恶心、呕吐、腹泻、头晕、乏力等症状，严重时面色发白、出冷汗；妇科检查无异常发现。

2. 继发性痛经　在初潮后数年方出现症状，大多有月经过多、不孕、放置宫内节育器或盆腔炎病史，妇科检查可发现引起痛经的器质性病变，如子宫内膜异位症、子宫腺肌病、盆腔炎或宫颈狭窄，必要时行腹腔镜检查有助于鉴别诊断。

【鉴别诊断】

1. 阑尾炎　以麦氏点按压反跳痛为主。

2. 子宫肌瘤　表现出的疼痛一般较轻。

3. 附件炎　可有急性感染病史,可用抗炎药物试探治疗。

4. 卵巢癌　不一定有腹痛症状,如有往往也为持续性,无周期性腹痛,检查时卵巢为实质感,表面凹凸不平,体积亦较大。

【辨证要点】

1. 实证　以经前或行经期小腹剧烈疼痛,痛处拒按,随月经周期而发作为主症。兼见小腹冷痛,可放射到股内侧及阴道和肛门,得热则舒,经血量少,色紫暗有血块,舌淡胖苔白,脉沉紧,为寒凝血瘀;小腹胀痛,可放射到胸胁、乳房,经行不畅,经色紫暗有血块,血块下后痛减,舌紫暗或有瘀斑,脉沉弦或涩,为气滞血瘀。

2. 虚证　以行经期或经后小腹或腰骶部绵绵隐痛,痛处喜按,随月经周期而发作为主症。兼见腰骶部隐痛,经行量少、色红,伴头晕耳鸣,舌淡苔薄,脉沉细,为肾气亏损;小腹绵绵作痛,空坠不适,月经量少、色淡,伴神疲乏力,头晕眼花,心悸气短。舌淡,苔薄,脉细弱,为气血不足。

【针灸治疗及关键技术】

1. 基本治疗

治法:调理冲任,温经止痛。以任脉、足太阴经穴及奇穴为主。

主穴:关元、子宫、次髎、三阴交、合谷。

配穴:① 实证——寒凝血瘀加神阙、归来;气滞血瘀加太冲、血海。② 虚证——肾气亏损加肾俞、太溪;气血不足加气海、足三里。

2. 其他治疗

(1) 皮肤针法:腰骶部夹脊穴和下腹部相关腧穴。叩刺,中度刺激,以皮肤潮红为度。

(2) 耳针法：内分泌、内生殖器、肝、肾、皮质下、神门。每次选3～5个穴，毫针中度刺激，留针15～30分钟；也可行埋针、药丸贴压法。

闭　　经

【中西医病名】
中医病名：闭经、不月、月事不来。
西医病名：原发性闭经、继发性闭经。

【病因病机】
本病的病因病理比较复杂，可分虚、实两种。虚者精血不足，血海空虚，无血可下；实者邪气阻，脉道不通，经血不得下行。

【诊断要点】
1) 月经停止6个月者即可诊断闭经，根据病史可进一步诊断原发性闭经或继发性闭经。

2) 闭经原因的诊断是较复杂，常用的诊断方法：① 询问病史：如经、带、胎、产史、服药史，精神因素、各种疾病等；② 体格检查：全身和盆腔检查；③ 辅助检查：黄体酮试验、雌激素试验、卵巢功能和垂体功能检查等。

【鉴别诊断】
闭经应与早孕鉴别。结合尿妊娠试验、妇科检查和B超可协助诊断鉴别诊断。

【辨证要点】
1. 肝肾不足　女子年逾18周岁月经尚未来潮，或月经后期量少渐至经闭，面色晦暗，毛发脱落，性欲减退，头晕耳鸣，腰膝酸软，小便清长，夜尿多，大便溏。舌质淡，苔白，脉沉弱。

2. 气血亏虚　月经逐渐延后，量少，色淡质稀，继而停闭，面色萎黄，毛发不泽或脱落，头昏眼花，心悸气短，神疲肢倦，食欲缺乏。舌质淡，苔薄白，脉虚细。

3. 气滞血瘀　月经数月不行，精神抑郁，或烦躁易怒，胸胁胀满,乳房、小腹胀痛。舌暗红,有瘀点瘀斑,脉弦涩。

4. 痰湿阻滞　月经停闭,形体肥胖,胸胁满闷,呕恶痰多,带下量多色白。舌淡红,苔白厚腻,脉滑。

5. 寒邪凝滞　小腹冷痛,形寒肢冷,喜温喜暖。苔白,脉沉迟。

【针灸治疗及关键技术】

1. 基本治疗

(1) 血枯经闭

治法:养血调经,以任脉及足阳明经穴为主。

主穴:关元、归来、足三里、地机。

配穴:① 肝肾不足加肝俞、肾俞、太冲、太溪;② 气血亏虚气海、脾俞、胃俞等;③ 五心烦热,潮热盗汗加太溪;④ 心悸加内关、膻中;⑤ 纳呆加中脘。

(2) 血滞经闭

治法:活血调经,以任脉及足阳明经穴为主。

主穴:中极、合谷、三阴交、气海。

配穴:① 气滞血瘀加太冲、血海;② 痰湿阻滞加丰隆、阴陵泉;③ 寒邪凝滞加腰阳关、命门;④ 胸胁胀满加膻中、内关。

2. 其他治疗

(1) 耳针法:选内分泌、内生殖器、肝、肾、卵巢、神门、皮质下,每次选 2~4 穴,毫针中等刺激,每次留针 15~20 分钟;或用揿针埋藏或用王不留行贴压,每 3~5 日更换 1 次。

(2) 电针法:选中极、归来,或三阴交、血海,或地机、大赫。可选任意一组或各组交替使用,用疏密波,强度以患者能够耐受为度,每日 1 次或隔日 1 次,每次治疗 15~20 分钟。

(3) 穴位注射法:选肝俞、肾俞、脾俞、气海、关元、归来、足三里、三阴交,每次选穴 2~3 穴。用黄芪、当归、红花等注射液,或用维生素 B_{12} 注射液等,每穴每次注入药液 1~2 mL,隔日 1 次。

(4) 皮肤针法:选腰骶部相应背俞穴及夹脊穴,下腹部任脉、肾经、胃经、脾经、带脉等。用皮肤针从上而下，用轻刺激或中等刺激，循经每隔1 cm叩打一处，反复叩刺3遍，隔日1次。

功能性子宫出血

【中西医病名】

中医病名：崩漏、月经过多、月经先期。

西医病名：功能性子宫出血。

【病因病机】

崩漏的病因病机是劳倦思虑、房劳多产、七情内伤等因素损伤冲任，不能固摄、制约经血所致，本病病位在胞宫，与任、冲二脉及脾、肾有密切关系。基本病机实证是血热、血瘀阻滞冲任，血不归经；虚证是肾虚、脾虚以致冲任不固、血失统摄。

【诊断要点】

1）正常月经的周期是24～35日，经期持续2～7日，平均失血量为20～60 mL，凡不符合上述标准的均属异常子宫出血。

2）功能性子宫出血的诊断应采用排除法，需要排除的情况及疾病：妊娠相关疾病，生殖器官肿瘤、感染、血液系统及肝肾重要脏器疾病、甲状腺疾病、生殖系统发育畸形、外源性激素及异物引起的不规则出血等。

3）主要依据病史、体格检查及辅助检查作出诊断。

【鉴别诊断】

1. 全身性疾病　血液病、肝肾衰竭、甲状腺功能亢进或减退症功能等。

2. 异常妊娠或妊娠并发症　对生育年龄的已婚妇女，如发生子宫出血，应首先考虑异常妊娠，如流产、宫外孕、葡萄胎等。如继发于产后或流产后，需考虑胎盘残留、胎盘息肉、子宫复旧不全、子宫内膜炎、绒毛膜癌等。

3. 生殖器官肿瘤　常见的子宫器质性疾病如子宫内膜息肉、子宫肌瘤；如在绝经后发生子宫出血，有可能为子宫内膜腺癌。

此外卵巢肿瘤,如颗粒细胞瘤、卵泡膜细胞瘤等也可导致子宫出血。

4. 生殖器官炎症　急性子宫内膜炎或慢性子宫内膜炎、宫颈息肉等亦常有出血,需与功能性子宫出血鉴别。

另外还有如性激素类药物应用不当等。

【辨证要点】

1. 实证　经血非时暴下,量多势急,或淋漓不断,色红质稠或夹血块。月经量多,色鲜红或深红,质稠,伴心烦口渴,舌红,苔黄,脉数,为血热;月经时多时少,色紫暗有块,小腹胀痛,块下则减,舌暗有瘀点,脉炫或涩,为血瘀。

2. 虚证　久崩久漏,淋漓难尽,色淡质稀。月经量少,色淡质稀,伴头晕心悸,纳呆便溏,苔白,脉沉弱,为脾虚;经来无期,量或多或少,伴畏寒肢冷,腰酸肢冷,夜尿频多,舌淡,苔薄白,脉沉细,为肾阳虚;经乱无期,出血量少,色红质黏稠,伴头晕耳鸣,腰膝酸软,舌红,苔少,脉细数,为肾阳虚。

【针灸治疗及关键技术】

1. 基本治疗

治法:调理冲任,固崩止漏,以任脉及足太阴经穴为主。

主穴:关元、三阴交、隐白、地机。

配穴:① 血热加血海、行间;② 血瘀加血海、太冲;③ 脾虚加脾俞、足三里;④ 肾阳虚加肾俞、命门;⑤ 肾阴虚加肾俞、太溪。

2. 其他治疗

(1) 穴位注射:气海、关元、中极、膈俞、血海。用维生素 B_1 或黄芪、当归等注射液,每穴可注射药液 2 mL,每日 1 次。

(2) 头皮针治疗:取生殖区,穴位常规消毒,用 2 寸的毫针,沿头皮向前下方斜刺。快速持续捻针 3 分钟,留针 1 分钟,再捻 3 分钟;如此重复 3 次,最后快速出针。每日 1 次,10 次为 1 个疗程。

(3) 穴位埋针:取地机穴埋针 24 小时后,如尚未痊愈,加用血海埋针即可。

胎 位 不 正

【中西医病名】

中医病名：胎位不正。

西医病名：胎位异常。

【病因病机】

主要是由于气血虚弱或气滞血瘀，使胎气失和所致。孕妇素体虚弱，中气不足，无力转胎，以致胎位不正或孕后肝郁不舒，气机失畅，胎儿不得回转，而致胎位不正。

【诊断要点】

1. 病史　可有骨盆形态异常、子宫畸形、子宫肌瘤等病史。

2. 临床表现　妊娠后期（32周以后），胎先露及胎位异常（除枕前位为正常胎位外，其余均为异常胎位）。胎先露异常有臀先露、肩先露及复合先露等。胎头位置异常，如持续性枕横位及枕后位、面位、额位、高直位等。

3. 产科检查　产前检查以四步触诊法为主，一般可查明胎产式或胎方位。临产分娩时除腹部体征外，常以肛门检查和阴道检查为主，本病产前检查十分重要。

4. 辅助检查　B超检查可以测出胎先露的类型、胎盘和脐带的位置、羊水量、头盆不称、胎头仰伸程度、胎儿畸形、子宫畸形、子宫肌瘤等，可协助诊断。

【鉴别诊断】

注意鉴别不同类型的胎位不正，即根据临床表现、腹部检查、肛门检查及阴道检查、B超检查来鉴别高直位、持续性枕后位、枕横位、面先露、额先露、臀先露、肩先露、复合先露等。

【辨证要点】

1. 气血虚弱　孕妇素体虚弱，气血不足，无力促胎调转，以致胎位不正。平时有体质虚弱史。妊娠后期，胎位不正，神疲气短，小腹下坠，面色㿠白，舌淡，苔白，脉滑缓。

2. 气滞血瘀　孕妇肝郁不舒,气机升降失调,胎气不能畅达,而致胎位不正。有抑郁史。妊娠后期,胎位不正,伴胁肋胀痛,精神抑郁,胸闷嗳气,苔薄微腻,脉弦滑。

【针灸治疗及关键技术】

1. 基本治疗

治法:调和气血,纠正胎位。

主穴:至阴。

配穴:① 食欲缺乏、乏力加足三里、三阴交;② 腰酸加肾俞、太溪。

操作:至阴用艾条灸。操作时患者胸膝位松解腰带,每次灸15~20分钟,每日1~2次,3天后复查,至胎位转正为止。也可用艾炷灸,用黄豆大艾炷放置于双侧至阴穴,燃至局部有灼热感,即除去艾灰,每次灸7~9壮,每日1次,3天后复查,至胎位转正为止。配穴取肾俞针刺不宜过深,操作手法宜轻,或用灸法。

2. 其他治疗　穴位激光照射法,选至阴穴。

绝经前后诸症

【中西医病名】

中医病名:绝经前后诸症、经断前后诸症。

西医病名:更年期综合征、围绝经期综合征。

【病因病机】

女子七七之际,肾气渐衰,天癸将竭,冲任亏损,月经将尽,气血不足,以肾虚为主,累及心、肝等其他脏腑出现心肾不交、肝旺肾亏、脾肾阳虚等阴阳平衡失调的症状。

【诊断要点】

1. 发病年龄　多发生于45~55岁。

2. 临床表现　最典型的症状是潮红潮热、心烦汗出,易怒失眠,情绪不宁,甚则耳鸣眩晕,关节酸痛等。潮红潮热起自前胸,涌向头颈部,然后波及全身,伴暴发性汗出,持续数秒至数分钟不等,频繁发作。同时月经周期不规则,月经量不正常。

3. 妇科检查　分段诊断性刮宫,除外宫颈、子宫内膜其他病变。

4. 辅助检查　促卵泡生成激素升高,>40 U/L;雌二醇水平下降,<30 PG/ML。

【鉴别诊断】

1. 胃肠道功能紊乱　神经症的一种类型,以胃肠道症状为主,也可同时伴有神经官能症的其他常见症状,如倦怠、健忘、注意力不集中、神经过敏、失眠、多梦、头痛、盗汗、忧虑等,但该症多见于青壮年,精神因素在本症的发生和发展过程中起重要作用。

2. 高血压病　可发生在任何年龄,缓进型高血压病早期多以头痛、头昏、失眠、记忆力减退、注意力不集中、乏力、心悸等症状为突出表现,多次检查血压及心电图可鉴别。

3. 关节酸痛　实验室检查红细胞沉降率、C-反应蛋白、抗"O"、类风湿因子等排除风湿、类风湿关节炎,X线等影像学检查,区别骨关节退行性病变,同时测定骨密度等,了解有无骨质疏松。

4. 妇科器质性疾病　盆腔B型超声、CT、MRI检查可展示子宫和卵巢全貌以排除子宫、卵巢炎症或肿瘤等器质性疾病。

【辨证要点】

1. 肾阴虚为主　头晕耳鸣,腰酸腿软,烘热汗出,五心烦热,失眠多梦,口燥咽干,或皮肤瘙痒,月经周期紊乱,量少或多,经色鲜红,舌红苔少,脉细数。

(1) 心肾不交:心烦失眠,心悸易惊,甚至情志失常,头晕健忘,腰酸乏力,舌红,苔少,脉细数。

(2) 肝肾阴虚:头晕耳鸣,两胁胀痛,口苦吞酸,外阴瘙痒,舌红而干,脉弦细。

(3) 肝阳上亢:眩晕头痛,耳鸣耳聋,急躁易怒,面色红赤,舌红,苔薄黄,脉弦有力。

(4) 肝郁化热:头晕目眩,口苦咽干,心胸烦闷,口渴饮冷,便秘溲赤,舌红,苔黄,脉弦数。

2. 肾阳虚为主　经断前后,头晕耳鸣,腰痛如折,腹冷阴坠,形寒肢冷,小便频数或失禁,带下量多,月经不调,量多或少,色淡质稀,精神萎靡,面色晦暗,舌淡,苔白滑,脉沉细而迟。

(1) 脾肾阳虚:腰膝酸痛,食少腹胀,四肢倦怠,或四肢浮肿,大便溏薄,舌淡胖,苔薄白,脉沉细缓。

(2) 阴阳俱虚:时而畏寒恶风,时而潮热汗出,腰酸乏力,头晕耳鸣,五心烦热,舌红,苔薄,脉沉细。

【针灸治疗及关键技术】

1. 基本治疗

(1) 肾阴虚

治法:滋肾益阴。

主穴:公孙、肾俞、三阴交、太溪。

配穴:① 心肾不交加四神聪、心俞、内关等;② 肝肾阴虚加肝俞、太冲等;③ 肝阳上亢加太冲、行间、百会等;④ 肝郁化热加曲池、阳陵泉、合谷、太冲等。

(2) 肾阳虚

治法:温肾壮阳。

主穴:肾俞、关元、气海、足三里。

配穴:① 脾肾阳虚加脾俞、天枢、血海等;② 阴阳俱虚加命门、太溪、神门等。

2. 其他治疗

(1) 耳穴按压:选肾、心、肝、脾、胆、神门、内分泌等耳穴,每次选3穴,用王不留行贴压,每5日更换1次。

(2) 穴位注射:选肾俞、血海、足三里、三阴交等穴,每次选2穴。用黄芪、丹参等注射液,每穴每次注入药液1 mL,每周2次。

乳 腺 病

（一）乳腺增生病

【中西医病名】

中医病名：乳癖、乳痞。

西医病名：乳腺小叶增生、乳房囊性增生、乳腺纤维瘤。

【病因病机】

本病病位在肝、脾、肾。多因情志因素，恣食生冷、肥甘等饮食因素，房劳、劳力过度等劳倦内伤，致肝气郁结、痰凝血瘀、冲任失调。肝气郁结、痰凝血瘀为发病之标，冲任失调为发病之本，病性属本虚标实。

【诊断要点】

1）乳房有不同程度的胀痛、刺痛或隐痛，可放射至腋下、肩背部可与月经、情绪变化有相关性，连续 3 个月或间断疼痛 3～6 个月不缓解。

2）一侧或两侧乳房发生单个或多个大小不等、形态多样的肿块，肿块可分散于整个乳房，与周围组织界限不清，与皮肤或深部组织不黏连，推之可动，可有触痛，可随情绪及月经周期的变化而消长，部分患者乳头可有溢液或瘙痒。

3）影像学表现为乳腺钼靶 X 线片见较均匀密度增高影。

【鉴别诊断】

1. 乳腺癌　起病缓慢，肿块发现之前不伴炎症表现，常在无意中发现乳内肿块，肿块在晚期时与皮肤黏连，出现"橘皮样"改变和乳头凹陷。乳腺癌的腋下淋巴结，常随癌症的病程进展而肿大且质硬，彼此黏连融合成团。有些乳腺癌可有类似乳腺增生病的表现，但乳腺癌的肿块多为单侧，肿块固定不变，且有生长趋势。在月经周期变化中可表现增大，而无缩小趋势。乳腺 X 线导管造影，在乳腺癌时见导管有增生及破坏，管壁有中断，失去连续性。行肿块针吸细胞学检查，常可找到癌细胞。

2. 乳腺脂肪坏死　该病好发于外伤后、体质较肥胖的妇女。

其肿块较表浅,未深入乳腺实质,肿块不随月经周期变化。针吸细胞学检查和组织活检可明确诊断。

【辨证要点】

1. **冲任失调** 乳房肿块连绵隐痛,乳房肿块、疼痛经前加重,经后减轻,月经紊乱;形寒肢冷,腰膝酸冷或酸软而痛,或五心烦热,月经量少色淡、甚者闭经,舌淡红或舌红少津,苔薄或少,脉细数或濡。

2. **肝郁痰凝** 乳房胀痛,乳房肿块质韧稍硬,大小、形态不一。性情急躁或抑郁,胁胀闷不适,乳房肿块大小或可随喜怒而增减,或与月经相关,舌淡,苔腻,脉弦;伴脾虚者,可兼见食少纳呆、食后腹胀、神疲懒言、失眠;若单见肝郁而痰凝不明显者,则可见两胁胀痛,烦躁易怒,舌暗淡,苔白,脉弦。

【针灸治疗及关键技术】

1. **基本治疗**

(1) 冲任失调

治法:调畅冲任。

主穴:屋翳、乳根、膻中、合谷。

配穴:太溪、公孙。

(2) 肝郁痰凝

治法:化痰解郁。

主穴:肩井、天宗、肝俞、合谷。

配穴:太冲、丰隆。

2. **其他治疗**

(1) 穴位埋线:乳根、膻中、太冲、三阴交、血海。用羊肠线埋入穴位,每月治疗1次,3次为1个疗程。

(2) 耳穴贴压:耳穴选用脾、胃、肝、乳腺、皮质下、内分泌、缘中、内生殖器等穴位,于经期后第7天开始治疗,两耳交替,3天更换一次,每次按压贴压处6~8次,至经期前一天停用。

(3) 穴位注射:用丹参注射液,主穴选用乳根、膻中、气户,辅穴为足三里,继以2 mL注射液穴位注射,每穴0.5 mL,隔日治疗1

次,连续治疗15次,休息3天,1个月为1个疗程。

(二)急性乳腺炎

【中西医病名】

中医病名:乳痈、乳疖、妒乳。

西医病名:急性乳腺炎。

【病因病机】

乳痈之成,外因为产后哺乳,乳头破损,风热毒邪,侵袭乳络。内因为厥阴气逆,阳明瘀热,内扰乳络,气血不从。乳汁淤积,气滞热壅,发为本病。

【诊断要点】

1. **体格检查** 乳汁排出不畅,乳房内出现肿块,乳房肿胀疼痛,表面皮肤颜色略带红色,局部变硬且有压痛,可伴有畏寒发热等全身不适,同侧的腋窝处淋巴结肿大,按压有疼痛感。

2. **实验室检查** 白细胞计数明显增高,中性粒细胞比率85%以上;C-反应蛋白>10 mg/L。

3. 影像学表现

(1) X线:片状致密影,乳腺小梁增粗,边缘模糊,结构扭曲,血供增加,患处皮肤水肿、增厚,皮下脂肪层混浊,并出现较粗大的网状结构。

(2) CT:片状不规则致密影,边缘模糊,密度不均,皮下脂肪层混浊,皮肤增厚。增强CT检查病变区常呈轻至中度强化。

(3) MRI:在T1WI上表现为片状低信号,T2WI上呈高信号,且信号强度不均匀,边缘模糊,皮肤水肿、增厚。增强MRI检查通常表现为轻至中度强化,且以延迟强化为主。

【鉴别诊断】

1. **乳房内积乳脓肿** 可表现为局部疼痛与肿块,但常无局部的红、肿与搏动性疼痛,也无发热等全身表现。

2. **乳房皮肤丹毒** 比较少见,有皮肤的红、肿、热、痛,且有明确的边界。局部疼痛较轻,而全身毒血表现尤为明显。乳房实质内仍松软,无炎性肿块扪及。

【辨证要点】

1. 乳汁郁滞期　乳房肿胀疼痛,结块或有或无,皮色不红或微红,乳汁淤积分泌不畅,可伴有全身不适感觉。

2. 化热成脓期　肿块不消,疼痛逐渐加重,皮肤灼热,皮色红活,恶寒发热、头痛,同侧腋窝淋巴结肿块为化热期。如肿块增大,疼痛如鸡啄样,患处拒按,或肿块中央渐软,局部漫肿,穿刺抽吸有脓,全身不适加剧。

3. 溃后期　寒热渐退,肿痛消减,逐渐痊愈。

【针灸治疗及关键技术】

1. 基本治疗

(1) 乳汁痈滞期

治法:通乳消积。

主穴:乳根、膺窗、膻中。

配穴:足临泣、少泽。

(2) 化热成脓期

治法:清热通络。

主穴:丰隆、合谷、太冲。

配穴:鱼际、委中。

(3) 溃后期

治法:固护胃气。

主穴:膏肓、足三里。

配穴:下巨虚。

2. 其他疗法　灸法。

选取阿是穴,用葱白或大蒜捣烂,铺于乳。

带　下　病

【中西医病名】

中医病名:带下病,下白物、流秽物。

西医病名：阴道炎、宫颈炎、盆腔炎。

【病因病机】

带下病系湿邪为患。外感湿邪，如经期涉水淋雨，感受寒湿，或产后胞脉空虚，摄生不洁，湿毒邪气乘虚内侵胞宫致任脉损伤、带脉失约。脾虚运化失职，水湿内停，下注任带；或肾阳不足，气化失常，水湿内停，又关门不固，精液下滑；或素体阴虚，感受湿热之邪，伤及任带。核心机制为任脉损伤，带脉失约。

【诊断要点】

1) 经期、产后余血未净之际，忽视卫生，不禁房事，或妇科手术后感染邪毒病史。

2) 带下量多；色白或淡黄，或赤白相间，或黄绿如脓，或浑浊如米泔；质或清稀如水，或稠黏如脓，或如豆渣凝乳，或如泡沫状；气味无臭，或有臭气，或臭秽难闻；可伴有外阴、阴道灼热瘙痒，坠胀或疼痛等。

3) 妇科检查、实验室检查。

【鉴别诊断】

1. 白浊病　白浊是指尿窍流出混浊如脓之物的一种疾患，色白者谓之白浊。而带下秽物出自阴道。

2. 白淫病　白淫指欲念过度，心愿不遂时，或纵欲过度，过贪房事时，从阴道内流出的白液，有的偶然发作，有的反复发作，与男子遗精相类。与带下病绵绵不断而下秽物者不同。

3. 漏下　经血非时而下，量少淋漓不断为漏下，易于赤白带相混。赤带者月经正常，时而从阴道流出一种赤色黏液，似血非血，绵绵不断。

4. 经间期出血　指两次月经之间，有周期性的阴道少量出血。赤带是绵绵不断无周期性。

5. 阴疮　阴户生疮、红肿热痛、脓水淋漓。

6. 癥瘕　胞宫内癥瘕部分表现为脓性白带或黄带或赤白带，多伴臭味。而赤带、黄带或赤白带等带下病多出自阴道。

【辨证要点】

1. *脾虚湿注* 带下量多,绵绵不断,色白或淡黄,质稀薄,无臭味,神疲乏力,面色㿠白或萎黄,纳少便溏。舌淡胖,舌苔白或白腻,脉缓弱。

2. *肾阴虚* 带下色黄或赤白相间,质稠有气味,阴户灼热,五心烦热,腰酸耳鸣,头晕目眩,失眠多梦,口干便秘,小溲黄赤。舌质红,少苔,脉细数。

3. *肾阳虚* 带下量多,质稀如水,绵绵不绝,腰酸肢冷,小腹冷感,小便频数清长,夜间尤甚。舌淡,舌苔薄白,脉沉迟。

4. *湿热下注* 带下量多,色黄呈脓性或兼绿,质黏稠,有秽臭味,或如豆渣,或如米泔水样,有泡沫,外阴灼热瘙痒,小便短赤,或伴少腹掣痛。舌质红,舌苔黄腻,脉弦数。

【针灸治疗及关键技术】

1. 基本治疗

(1) 脾虚湿注

治法:健脾益气、除湿止带。

主穴:带脉、白环俞、阴陵泉、三阴交。

配穴:足三里、脾俞。

(2) 肾阴虚

治法:益肾滋阴、清热止带。

主穴:带脉、白环俞、合谷、三阴交。

配穴:太溪、然谷、肾俞。

(3) 肾阳虚

治法:温肾培元、固涩止带。

主穴:带脉、白环俞、关元、三阴交。

配穴:命门、地机、足三里。

(4) 湿热下注

治法:清热解毒、渗湿止带。

主穴:带脉、白环俞、合谷、三阴交。

配穴：行间、阴陵泉。

2. 其他疗法

（1）耳针：取内生殖器、三焦、肾、脾、胃、内分泌等穴位，王不留行或揿针贴压穴位。

（2）穴位注射：取气海、关元、足三里、三阴交、阴陵泉等穴，注射5%当归注射液，每次2穴，每穴0.5～1 mL。

（3）穴位激光照射：取内生殖器、带脉、次髎、白环俞、血海等穴。

第五节 儿科常见病的针灸治疗

咳 嗽

【中西医病名】

中医病名：咳嗽。

西医病名：上呼吸道感染、喉炎、支气管炎。

【病因病机】

小儿咳嗽主要为感受外邪，其中又以感受风邪为主，肺脾虚弱则是本病的主要内因。

咳嗽的病变部位在肺，常涉及脾。

病理机制为肺失宣肃，外邪从口鼻或皮毛而入，邪侵于肺，肺气不宣，清肃失职，而发生咳嗽。小儿咳嗽亦常与脾相关。小儿脾常不足，脾虚生痰，上贮于肺，或咳嗽日久不愈，耗伤正气，可转为内伤咳嗽。

【诊断要点】

1) 好发于冬春季节，常因气候变化而发病。

2) 咳嗽为主要症状，多继发于感冒之后。

3) 肺部听诊两肺呼吸音粗糙，可闻及干啰音或不固定的湿啰音。

4) X线检查：胸部 X 线片显示肺纹理增粗模糊，少数可见肺门阴影增深。

5) 实验室检查：① 血常规检查：病毒感染者血白细胞总数正常或偏低；细菌感染者血白细胞总数及中性粒细胞增高。② 病原学检查：取鼻咽或器官分泌物标本作病毒分离或桥联酶标法检测，有助于病毒学的诊断。血肺炎支原体抗体 IgG、IgM 检测用于肺炎支原体感染诊断。痰细菌培养，可作为细菌学诊断。

【鉴别诊断】

顿咳　两者均以咳嗽为主症，但咳嗽多为声咳；顿咳为阵发性痉挛性咳嗽，咳后有鸡鸣样吼声，并吐出痰涎，病程迁延日久为特征。

【辨证要点】

1. 辨外感与内伤

(1) 外感咳嗽：发病较急，咳声高亢，病程短，伴有表证，多属实证。

(2) 内伤咳嗽：发病较缓，咳声低沉，病程较长，多虚证或虚实夹杂。

2. 辨寒热

(1) 寒证：咳嗽痰白清稀，咽不红，舌质淡红，苔薄白或白腻。

(2) 热证：咳嗽痰黄黏稠，咽红，苔黄腻，或见苔少。

【针灸治疗及关键技术】

1. 基本治疗

(1) 外感咳嗽

治法：疏风解表，宣肺止咳。

主穴：天突、中府、肺俞、列缺、合谷。

配穴：① 风寒加风池、风门；② 风热加大椎、曲池；③ 咽喉肿痛加少商放血。

操作：天突先直刺 0.2 寸，然后将针尖转向下方，紧靠胸骨后方刺入 1~1.5 寸，做小幅度提插，是胸部有针感后，立即出针，不留针。余穴毫针泻法，留针 30 分钟，婴幼儿不留针。

(2) 内伤咳嗽

治法：肃肺理气，止咳化痰。

主穴：天突、肺俞、太渊、三阴交。

配穴：① 痰湿侵肺加阴陵泉、丰隆；② 肝火酌肺加行间、鱼际；③ 肺阴亏虚加膏肓、太溪。

操作：天突操作同前，余主穴用毫针平补平泻，配穴虚补实泻。留针30分钟，婴幼儿不留针。

2. 其他治疗

(1) 拔罐：选大椎、肺俞、肺底（在后正中线与腋后线的中线上，第7胸椎棘突下）、天突、膻中，根据患者体型选择适宜罐号，行拔罐疗法，留罐8～10分钟，注意力度适中。

(2) 放血疗法：外感咳嗽，可用三棱针在少商穴放血15～20滴；亦可用梅花针在大椎、肺俞刺络放血。

(3) 穴位贴敷：选肺俞、定喘、风门、膻中、丰隆，用白附子、甘遂、细辛、白芥子等研末，加入香油，调和成糊状，制成1 cm圆饼，贴在穴位上，胶布固定，每次30分钟，3天1次。

哮　喘

【中西医病名】

中医病名：哮喘。

西医病名：支气管哮喘、咳嗽变异性哮喘。

【病因病机】

哮喘的病因既有外因又有内因。内责之于素体脾、肺、肾三脏不足，导致痰饮留伏于肺窍；外因责之于感触外邪（接触异物、异味及嗜食咸酸等）。其病机为外因诱发，触动伏痰，痰阻气道所致。

【诊断要点】

1) 多有婴儿期湿疹等过敏性疾病史，家族哮喘史。有反复发作的病史。发作多与某些诱发因素有关，如气候骤变、受凉受热、接触或进食某些过敏物质等。

2)常突然发作,发作之前,多有喷嚏、咳嗽等先兆症状。发作时喘促,气急,哮鸣,咳嗽,甚者不能平卧、烦躁不安、口唇青紫。

3)肺部听诊显示发作时两肺闻及哮鸣音,以呼气时显著,呼气延长。如有继发感染,可闻及湿啰音。

4)血常规检查显示,白细胞总数正常,嗜酸性粒细胞可增高;伴肺部细菌感染时,白细胞总数及中性粒细胞均可增高。

【鉴别诊断】

1. **肺炎喘嗽** 以气喘、咳嗽、痰壅、发热为主症,多数发热,两肺听诊以湿啰音为主。

2. **呼吸道异物** 有异物吸入史,剧烈呛咳,胸部X线检查、支气管镜检可有助于确诊。

【辨证要点】

1. **发作期** 以邪实为主,重点辨寒热。

(1)**热性哮喘**:咳喘痰黄,身热面赤,口干舌红。

(2)**寒性哮喘**:咳喘畏寒,痰多清稀,舌苔白滑。

2. **缓解期** 以正虚为主,重点辨脏腑,再辨气阴阳。

(1)**气虚**:气短多汗,易感冒。

(2)**阳虚**:形寒肢冷,面白,动则心悸。

(3)**阴虚**:消瘦盗汗,面色潮红。

【针灸治疗及关键技术】

1. 基本治疗

(1)发作期邪实

治法:祛邪肃肺,化痰平喘。

主穴:肺俞、定喘、膻中、尺泽、列缺。

配穴:① 寒性加风池、风门;② 热性加大椎、曲池;③ 痰多加曲池、丰隆;④ 喘甚加天突。

操作:毫针泻法,留针30分钟,婴幼儿不留针。

(2)缓解期正虚

治法:补益肺肾,止哮平喘。

主穴：肺俞、定喘、膏肓、肾俞、太渊、太溪。

配穴：① 肺气虚加气海；② 肾气虚加阴谷、关元。

操作：毫针补法，留针 30 分钟，婴幼儿不留针。

2. 其他治疗

(1) 拔罐：选大椎、肺俞、肺底（在后正中线与腋后线的中线上，第 7 胸椎棘突下）、脾俞、肾俞、天突、膻中，根据患者体型选择适宜罐号，行拔罐疗法，留罐 8～10 分钟，注意力度适中。

(2) 放血疗法：使用梅花针在定喘穴刺络放血。

(3) 穴位贴敷：选肺俞、定喘、膏肓，用白芥子 30 g、甘遂 15 g、细辛 15 g 共为细末，用生姜汁将其调为糊状，制成药饼如蚕豆大，敷于穴位，用胶布固定。30～60 分钟取下，局部可有红晕微痛为度。若起泡，消毒后挑破，涂烫伤油等。

(4) 穴位埋线法：选膻中、定喘、肺俞。常规消毒后，局部浸润麻醉，用三角缝合针，将"0"号羊脂线埋于穴下肌肉层，每 10～15 天更换一次。

(5) 耳穴：选神门、皮质下、肺、肾、下屏尖。毫针刺，捻转法用中、强刺激，适用于哮喘发作期。或用掀针或用王不留行贴压，每日按压 3～4 次。

积　　滞

【中西医病名】

中医病名：积滞。

西医病名：消化不良。

【病因病机】

主要原因为乳食不节，伤及脾胃，致脾胃运化功能失调，或脾胃虚弱，腐熟运化不及，乳食停滞不化。其病位在脾胃，基本病理机制为乳食停聚中脘，积而不化，气滞不行。若积久不消，迁延失治，则可进一步损伤脾胃，导致气血生化乏源，营养及生长发育障碍，形体日渐消瘦而转为疳证。

【诊断要点】

1）有伤食、伤乳史。

2）以不思乳食,食而不化,脘腹胀满,大便溏泻或便秘,气味酸臭为特征。

3）可伴有烦躁不安,夜间哭闹或呕吐等症。

4）大便实验室检查可见不消化实物的残渣、脂肪滴。

【鉴别诊断】

厌食　长期食欲缺乏,厌恶进食,一般无脘腹胀满、大便酸臭等症。

【辨证要点】

本病病位以脾胃为主,病多属实证,但若患儿素体脾气虚弱,可呈虚实夹杂之证。需根据病史、伴随症状,以及病程长短以辨别其虚、实、寒、热。病初多实,积久则虚实夹杂。

【针灸治疗及关键技术】

1. 基本治疗

治法:健脾和胃,化积消滞。

主穴:下脘、腹结、天枢、足三里。

配穴:① 乳食内积加中脘、胃俞;② 脾胃虚弱加脾俞、胃俞;③ 腹胀痛加气海、太冲;④ 呕吐加内关;⑤ 烦躁不安加神门。

操作:天枢平补平泻或泻法,腹结用泻法,足三里用补法。配穴按虚补实泻操作。留针30分钟,婴幼儿不留针。

2. 其他治疗

(1) 耳穴:取胃、大肠、神门、交感、脾。用王不留行贴压,左右交替,每日按压3～4次。

(2) 皮肤针:选脾俞、胃俞、夹脊(T_7～T_{17})。轻轻叩刺,每日1次,每次叩刺20分钟。

遗　尿

【中西医病名】

中医病名:遗尿。

西医病名：遗尿。

【病因病机】

多由禀赋不足、病后体弱，导致肾气不足，下元虚冷，膀胱约束无力；或病后脾肺气虚，水道制约无权，因而发生遗尿。病变部位主要在肾，病变性质以虚证为主。

【诊断要点】

1）小儿寐中频繁小便自出，醒后方觉，3～5岁的小儿每周至少有5次，5岁以上小儿每周至少有2次出现症状，持续6个月以上。

2）尿常规、尿细菌培养无异常。

3）区分原发性与继发性（器质性）遗尿。原发性遗尿指未查明病因者。继发性遗尿可见于包茎、泌尿系统畸形、隐性脊柱裂、脊髓损伤、大脑发育不全、糖尿病、尿崩、蛲虫病局部刺激、便秘等疾病，作相应检查可协助诊断。

【鉴别诊断】

1. 尿失禁　其尿液自遗而不分寤寐，不论昼夜，而出不禁，多为先天发育不全或脑病后遗症的患儿。

2. 热淋（尿路感染）　常伴有尿频、尿急和排尿痛等尿路刺激症状。小便常规检查有白细胞增多或脓细胞。

【辨证要点】

1. 肾阳不足　睡中遗尿，白天小便亦多，甚至难于控制，面色㿠白，精神疲乏，肢冷畏寒，智力迟钝，腰腿乏力，舌淡，脉沉细。

2. 肺脾气虚　睡中遗尿，白天小便频而量少，劳累后遗尿加重，面白，气短，食欲缺乏，大便溏薄，舌淡，苔白，脉细无力。

【针灸治疗及关键技术】

1. 基本治疗

治法：健脾益气，温肾固摄。

主穴：关元、中极、膀胱俞、三阴交。

配穴：① 肾阳虚加肾俞、命门；② 脾肺气虚加肺俞、脾俞、足三里；③ 夜梦多加百会、神门。

操作:毫针补法。

2. 其他治疗

(1) 耳穴:取肾、膀胱、皮质下、尿道。每次选2～3个穴位,毫针刺用轻刺激。或用掀针埋藏或用王不留行贴压,于睡前按压以加强刺激。

(2) 穴位注射:取中极、膀胱俞、气海、肾俞、关元、关元俞。每次选2穴,用当归注射液或维生素B_1注射液、维生素B_{12}注射液、硝酸士的宁注射液等,每次每穴注入药液2 mL,隔日1次。

(3) 皮肤针:取夹脊穴、气海、关元、中极、膀胱俞、八髎。用皮肤针轻扣,使皮肤微微潮红,也可叩刺后加拔火罐,隔日1次。

小 儿 惊 风

【中西医病名】

中医病名:小儿惊风。

西医病名:小儿惊厥。

【病因病机】

本病分急惊风和慢惊风。急惊风的产生主要由于小儿感受时邪,化热化火,内陷心包,引动肝风,则惊风发作,其病变部位,主要在心、肝二经,疾病性质以实为主;小儿的慢惊风主要由素体虚弱或久病伤及脾胃,导致脾胃虚弱或脾肾阳虚,脾土既虚则土虚木亢,肝旺生风,脾肾阳虚则形成慢脾风;肝肾阴虚则阴虚风动。其病位在肝、脾、肾,疾病性质以虚为主。

【诊断要点】

急惊风来势急骤,临床以高热伴抽搐、昏迷为特征;慢惊风来势缓慢,抽搐无力,时作时止,反复难愈,常伴昏迷、瘫痪等症。

1. 急惊风

1) 3岁以下小儿多见,5岁以上逐渐减少。

2) 有明显的原发疾病,常见于感冒、肺炎喘嗽、风温等。

3) 以发热,四肢抽搐,颈项强直,角弓反张,神志昏迷为主要临床表现。

4）通过血常规、血培养、脑脊液、脑 CT 或 MRI、大便常规、大便培养等检查，可协助诊断原发疾病。

2. 慢惊风

1）具有反复呕吐、长期泄泻、急惊风、颅脑发育不全、佝偻病、初生不啼等病史。

2）多起病缓慢，病程较长。症见面色苍白，嗜睡无神，抽搐无力，时作时止，或两手颤动，筋惕肉瞤，脉细无力。

3）根据患儿的临床表现，结合血液实验室及微量元素检测、脑电图、脑脊液、头颅 CT 等检查，以明确诊断原发病。

【鉴别诊断】

1. 癫痫 癫痫发作时抽搐反复发作，同时可见口吐白沫或作畜鸣声，抽搐停止后神情如常。一般不发热，年长儿多见，有家族史，脑电图检查可见癫痫波。

2. 厥证 由于阴阳失调，气机逆乱引起，以突然昏倒、不省人事、四肢逆冷为主要表现的一种病症。其鉴别要点在于多出现四肢逆冷而无肢体抽搐或强直等表现。

【辨证要点】

1. **辨急、慢惊风** 起病急暴，属阳属实者，统称急惊风。病久中虚，属阴属虚者，统称慢惊风。

2. **辨外风、内风** 外风邪在肌表，为一过性症候，热退惊风可止；内风病在心肝，热、痰、惊、风四证俱全，反复抽搐，神志不清，病情严重。

3. **辨表热、里热** 有外感表证，神昏、抽搐为一过性，热退后抽搐自止为表热；表证已解，高热持续，反复抽搐甚则昏迷为里热。

4. **辨痰热、痰火、痰浊** 神志昏迷，高热痰鸣，为痰热上蒙清窍；妄言谵语，狂躁不宁，为痰火上扰清空；深度昏迷，神迷不醒，为痰浊内陷蒙蔽心包。

5. **辨阴虚、阳虚** 嗜睡露睛，纳呆便溏，抽搐无力，时作时止，为脾胃虚弱;神痿昏睡,面白无华,四肢厥冷,溲清便溏,手足震颤,为脾肾阳衰;低热虚烦,肢体拘挛或强直,抽搐时轻时重,舌绛少津,为肝肾阴虚。

【针灸治疗及关键技术】

1. 基本治疗

(1) 急惊风

治法:开窍醒神,息风镇静。以督脉及足厥阴经穴为主。

主穴:水沟、印堂、合谷、太冲。

配穴:① 外感惊风加风池、外关、曲池;② 痰热惊风加大椎、丰隆、十宣;③ 惊恐惊风加神门、四神聪;④ 口噤者加颊车。

操作:毫针泻法。大椎、十宣可点刺放血。

(2) 慢惊风

治法:健脾益肾,息风镇惊。

主穴:印堂、筋缩、气海、肾俞、足三里、太冲。

配穴:脾肾阳虚者,加神阙、脾俞、肾俞;肝肾阴虚者,加肾俞、肝俞、太溪。

操作:印堂、太冲、筋缩用毫针泻法,气海、肾俞、足三里用补法。配穴用补法。留针30分钟,小儿不合作者可不留针。

2. 其他疗法

(1) 艾灸:脾肾阳虚者,可施以温和灸或隔盐灸或隔附子饼灸。

(2) 耳穴:取交感、神门、皮质下、心、肝、脾。急惊风毫针刺用强刺激;慢惊风毫针刺用中等刺激,或用掀针埋藏或用王不留行贴压。

小儿脑性瘫痪

【中西医病名】

中医病名:五迟、五软。

西医病名:小儿脑性瘫痪。

【病因病机】

主要由先天不足,或后天失养,或病后失调,致使精血不足,脑髓失充,五脏六腑、筋骨肌肉、四肢百骸失养,形成亏损之证。或感受热毒,损伤脑络,后期耗气伤阴,脑髓及四肢百骸、筋肉失养,导致本病。

【诊断要点】

1) 可有孕期调护失宜、药物损害、产伤、窒息、早产,以及喂养不当史,或有家族史,父母为近亲结婚或低龄、高龄产育者。

2) 小儿2～3岁还不能站立、行走为立迟、行迟;初生无发或少发,随年龄增长,仍稀疏难长为发迟;12个月尚未出牙,以及此后牙齿萌出过慢为齿迟;1～2岁还不会说话为语迟。

3) 婴儿期出现的中枢性瘫痪。

4) 可伴有智力低下、惊厥、行为异常、感觉障碍及其他异常。

5) 需除外进行性疾病所致的中枢瘫痪及正常儿一过性运动发育落后。

【鉴别诊断】

1. 进行性脊髓性肌萎缩症　本病于婴儿期起病,多于3～6个月后出现症状,少数患者出生后即有异常,表现为上下肢呈对称性无力,肌无力呈进行性加重,肌萎缩明显,腱反射减退或消失,常因呼吸肌功能不全而反复呼吸道感染。患儿哭声低微,咳嗽无力,肌肉活组织检查可助确诊,本病不合并智力低下,面部表情机敏,眼球运动灵活。

2. 运动发育迟缓　有些小儿的运动发育稍比正常同龄儿落后,特别是早产儿。但其不伴异常的肌张力和姿势反射,无异常的运动模式,无其他神经系统异常反射。运动发育落后的症状随小儿年龄增长和着重运动训练后,症状可在短期内消失。

3. 先天性肌弛缓　患儿生后即有明显的肌张力低下,肌无力,深腱反射低下或消失。平时常易并发呼吸道感染。本病有时被误诊为张力低下型脑瘫,但后者腱反射一般能引出。

4. 智力低下　本病常有运动发育落后,动作不协调,原始反射、vojta 姿势反射、调正反应和平衡反应异常,在婴儿早期易被误诊为脑瘫,但其智力落后的症状较为突出,肌张力基本正常,无姿势异常。

【辨证要点】

1. 肝肾不足　筋骨痿弱,发育迟缓,站立、行走或长齿迟缓,目无神采,面色不华,疲倦喜卧,智力迟钝,舌质淡嫩,脉细弱。

2. 心脾两虚　肌肉痿软,头项无力,精神倦怠,智力不全,神情呆滞,语言发育迟缓,流涎不禁,食少,便溏,舌淡,苔白,脉细弱。

3. 痰瘀阻络　反应迟钝,失语,痴呆,手足软而不用,肢体麻木,舌淡紫或边有瘀点,苔黄腻,脉弦滑或涩。

【针灸治疗及关键技术】

1. 基本治疗

治法:健脑益聪,化瘀通络。

主穴:百会、四神聪、夹脊、合谷、足三里、悬钟。

配穴:① 肝肾不足加肝俞、肾俞;② 心脾两虚加心俞、脾俞;③ 痰瘀阻络加膈俞、血海、丰隆;④ 语言障碍加通里、廉泉、金津、玉液;⑤ 颈软加天柱;⑥ 上肢瘫加肩髃、曲池;⑦ 下肢瘫加环跳、阳陵泉;⑧ 腰部软瘫加腰阳关。

操作:主穴毫针补法或平补平泻;主穴可分为两组,即夹脊穴为一组,其余穴为一组,隔日交替使用。留针 30 分钟,每日 1 次,不留针。配穴按虚补实泻操作。

2. 其他治疗

(1) 耳穴:取枕、皮质下、心、肝、肾、脾、神门。毫针刺,或用掀针埋藏或用王不留行贴压。

(2) 头针法:选额中线、顶颞前斜线、顶旁 2 线、顶中线、颞后线。用 1.5 寸毫针迅速刺入帽状腱膜下,然后将针体与头皮平行,推送至所需的刺激区,留针 2~4 小时,留针时可以自由活动,隔日1次。

注意力缺陷多动障碍

【中西医病名】

中医病名：躁动。

西医病名：注意力缺陷多动障碍。

【病因病机】

病因尚未明了，可能有先天禀赋不足，或后天护养不当，外伤、情志失调等因素。其主要病变在心、肝、脾、肾。

【诊断要点】

1）多见于学龄期儿童，病程持续6个月以上，男孩发病多于女孩。

2）注意力涣散，上课时思想不集中，坐立不安，喜欢小动作，活动过度。

3）情绪不稳，冲动任性，动作笨拙，学习成绩差，但智力正常。

4）翻手试验、指鼻试验、对指试验阳性。

【鉴别诊断】

1. 正常顽皮儿童 虽有时出现注意力不集中，但大部分时间仍能正常学习，功课作业完成迅速。能遵守纪律，上课一旦出现小动作，经指出即能自我制约而停止。

2. 孤独症 常有活动过多或注，行为意力集中困难的症状，极似严重的儿童多动障碍，但其特点是不能与周围人建立感情联系，不能与人对视，行为表现重复单一，有严重的社交与语言功能障碍。

【辨证要点】

1. 脏腑辨证

（1）在心者：注意力不集中，情绪不稳定，多梦烦躁。

（2）在肝者：易于冲动，好动难静，容易发怒，常不能自控。

（3）在脾者：兴趣多变，做事有头有尾，记忆力差。

（4）在肾者：脑失精明，学习成绩低下，记忆力欠佳，或有遗尿、腰酸乏力等。

2. 阴阳辨证

（1）阴静不足：症见注意力不集中，自我控制差，情绪不稳，神思涣散。

（2）阳亢躁动：症见动作过多，冲动任性，急躁易怒。

【针灸治疗及关键技术】

1. 基本治疗

治法：育阴潜阳，安神定志。

主穴：百会、风池、神门、太冲、太溪。

配穴：①阴虚阳亢加三阴交、侠溪；②心脾两虚加心俞、脾俞；③痰热内扰加大陵、丰隆；④烦躁不安加照海、神庭；⑤食欲缺乏加中脘、足三里；⑥遗尿加中极、膀胱俞。

操作：风池、太冲用毫针泻法，太溪用补法，其余主穴用平补平泻法；四肢穴位可用速刺法，不留针，头部穴位留针30分钟，每日1次。配穴按虚补实泻操作。

2. 其他治疗　耳穴治疗。

选心、肝、肾、皮质下、肾上腺、交感、枕。毫针刺用中等刺激，或用掀针埋藏或用王不留行贴压。

第六节　五官科常见病的针灸治疗

睑　腺　炎

【中西医病名】

中医病名：针眼、眼丹。

西医病名：睑腺炎（麦粒肿）。

【病因病机】

外感风热，热毒炽盛，脾胃湿热，使气血瘀阻，火热结聚于胞睑,以致眼睑红肿,熟腐化为脓液。西医学认为,本病为细菌所致,多为金黄色葡萄球菌感染。

【诊断要点】

睑腺炎又称麦粒肿,是皮脂腺受感染而引起的一种急性化脓性炎症。临床表现为初起睑缘部呈局限性充血肿胀,2～3日后形成硬结,胀疼和压痛明显,以后硬结逐渐软化,在睫毛根部形成黄色脓疱,穿破后排脓迅速。重症病例可有畏寒、发热等全身症状。麦粒肿分为内麦粒肿和外麦粒肿两型。

【鉴别诊断】

1. 霰粒肿继发感染与内麦粒肿的鉴别　前者先有无痛的结节或肿块,以后才有红肿痛的症状;而后者起病急,红肿痛结节同时出现。

2. 与睑板腺癌鉴别　睑板上肿物发生在老年人,或手术刮除后在原处复发,应考虑本病的可能。

【辨证要点】

本病以病起睑缘局限性红肿硬结、疼痛和触痛,继则红肿渐大,数日后硬结顶端出现黄色脓点,破溃后脓自流出为主症。

1. 风热外袭　伴发热头痛,全身不适,苔薄黄,脉浮数。
2. 热毒炽盛　口渴喜饮,便秘溲赤,舌红苔黄或腻,脉数。
3. 脾胃湿热　针眼反复发作,但症状不重,面色少华,腹胀便秘,口干口臭,苔薄黄,脉细数。

【针灸治疗及关键技术】

1. 基本治疗

治法:疏风清热,解毒散结。取局部穴为主。

主穴:睛明、攒竹、太阳、二间、内庭。

配穴:① 风热外袭加风池、合谷。② 热毒炽盛加大椎、曲池、行间。③ 脾胃湿热加三阴交、阴陵泉。

操作:只针不灸,用泻法。攒竹可透鱼腰、丝竹空;太阳点刺出血,二间、内庭可用强刺激;睛明应注意针刺深度,避免伤及眼球和血管。

2. 其他治疗

(1) 刺络放血法：取耳尖或耳穴眼区点刺放血。

(2) 挑刺法：在肩胛间，$T_1 \sim T_7$ 两侧，探寻淡红色疹点。采用三棱针点刺，放出少量血液，亦可用缝衣针挑断疹点处的皮下纤维组织。

(3) 耳针法：选眼、肝、肾上腺。毫针刺或王不留行贴压。

急性结膜炎

【中西医病名】

中医病名：目赤肿痛、赤眼、风眼热、暴风客热、天行赤眼。

西医病名：急性结膜炎。

【病因病机】

本病多因外感时疫热毒或风热时邪，侵袭目窍，郁而不宣；或因素体阳盛，肝胆积热，循经上扰，以致经脉闭阻，血壅气滞，而发为目赤肿痛。

【诊断要点】

眼部疾患中的急性疾病，传染性很强。表现为起病急剧，有眼睛红肿、烧灼异物感、流泪等明显的刺激症状，较多的水性或者黏液性分泌物，结膜充血水肿，可伴有结膜下出血，往往双眼同时发病，春夏两季多见。

【鉴别诊断】

1. 急性青光眼　通常只影响到一只眼睛，但另一只眼极易随之患病。发作时间常常在晚间。急性青光眼发作时视线一片模糊，会在灯光外围看到光晕，此时眼睛常会发红、疼痛。当急性青光眼完全发作时，患者头内及眼内会感觉到剧痛，症状持续不退并开始恶化，呕吐、虚脱的症状随之而来。角膜会显得更加朦胧不清，有时甚至会呈现灰暗及颗粒状。

2. 角膜炎　多表现为疼痛、畏光、流泪、眼睑痉挛等刺激症状及睫状充血、角膜混浊浸润或溃疡的形态特征的一类角膜炎症。

3. 巩膜炎　以眼红和视力下降为始发症状、以重度眼痛为主要特点的巩膜感染性疾病。发病急,常伴发角膜及葡萄膜炎,预后不佳。依据发病部位可以分为前部巩膜炎及后部巩膜炎。女性多见,双眼可先后或同时发生。

【辨证要点】

本病以目赤肿痛,羞明,流泪,眵多为主症。

(1) 外感风热:起病急,头痛,发热,苔薄白或微黄,脉浮数。

(2) 肝胆火盛:起病稍缓,口苦咽干,烦热,耳鸣,便秘,苔黄,脉弦数。

【针灸治疗及关键技术】

1. 基本治疗

治法:疏风散热、泻火解毒。取手足阳明,足厥阴经穴为主。

主穴:睛明、太阳、合谷、太冲。

配穴:① 外感风热加少商、风池。② 肝胆火盛加风池、侠溪、行间。

操作:毫针刺用泻法,少商、太阳可点刺放血,睛明应严格注意局部消毒、针刺深度和强度,避免伤及眼球和血管。

2. 其他治疗

(1) 挑刺法:可在肩胛间按压反应点,或在大椎两旁0.5寸处选点挑刺。用6号注射针挑断皮下白色纤维2~3根。本法适用于急性结膜炎。

(2) 耳针法:选眼、目1、目2、肝。毫针刺或王不留行贴压。

(3) 刺血法:选耳尖或而耳后静脉,点刺出血。

近　视

【中西医病名】

中医病名:目不能远视、能近怯远症、近视。

西医病名:真性近视、先天性近视。

【病因病机】

眼目之病,肾系首重,阳不足而阴有余,肝肾不足,精血亏虚,致神光衰微,目失濡养,光华不能远及。久视耗血,血虚气亦虚,疏泄失职,气机不利,而收敛近视。基本病机总属肾阳亏虚,经气失达。

【诊断要点】

1) 好发于青少年;发病多表现以视近清楚、视远模糊为主症,伴随夜间视力减弱、飞蚊症、散光感、视疲劳。发病前多有长期近距离用眼病史,或父母一方或双方患近视,常可伴有饮食不当,缺乏户外运动等因素。

2) 视力表检测视力。

3) 验光仪显示睫状肌麻痹后远视力降低,近视力正常。

【鉴别诊断】

1. 远视 以视疲劳为最主要表现,中度远视远近视力均不好,用眼稍久则出现视力模糊、字迹串行、眼球酸胀,以及不同程度的头痛,严重者可引起恶心、呕吐等。

2. 散光 视远视近都看不清楚,似有重影,视疲劳,眼胀,头痛,流泪,恶心呕吐。

【辨证要点】

1. 肝肾不足 能近怯远,可有眼前黑花飘动,失眠,健忘,头昏耳鸣,腰酸,目干涩,舌红,脉细。

2. 心脾两虚 乏力气短,易生疲怠,眼皮沉重,食少,胃口不开,心悸,心慌,多梦易醒,健忘,面色无华,舌淡,脉细。辨阳闭与阴闭。

【针灸治疗及关键技术】

1. 基本治疗

(1) 肝肾不足

治法:补益肝肾,养血明目。以调节眼部经气为主,穴位近取和远取相结合。

主穴：睛明、承泣、风池、光明。

配穴：肝肾阴虚者加肝俞、肾俞。

（2）心脾两虚

治法：补心安神，健脾益气。

主穴：睛明、承泣、风池、光明。

配穴：① 心脾两虚加心俞、脾俞。② 用眼过度、视物昏花加四白、足三里、三阴交。

2. 其他治疗

（1）皮肤针法：轻度或中度叩刺眼周围穴及风池穴，也可中度叩刺颈椎旁大椎穴。

（2）耳针法：选眼、肝、肾、心、脾。毫针刺或王不留行子贴压。

中心性视网膜炎

【中西医病名】

中医病名：视瞻昏渺、瞻视昏渺。

西医病名：中心性视网膜炎、中心性浆液性视网膜脉络膜病变。

【病因病机】

多因肝、脾、肾功能失调有关，肝肾阴虚，虚火上炎；或肝肾亏损，精血不足，目失濡养；或脾失健运，津液运化失常，聚湿成痰，积于视衣；或肝经郁热，经气不利，气滞血瘀，玄府阻闭，精气不能上营于目；或心脾两虚，气血不足，目失所养。

【诊断要点】

1) 好发于20～45岁青壮年男性，常为单眼发病，女性和双眼发病者较少。表现为视力下降，视物变暗、变形或变小，眼前视野中有团状灰色或灰黄色阴影，可因精神过度紧张、用脑过度或感染诱发。

2) 眼底荧光血管造影显示典型的蘑菇云状黄斑区渗漏现象。

【鉴别诊断】

1. 暴盲　年龄50岁以上，双眼发病或一眼先后发病，视力缓降,或突发一眼视力急降,数年后累及另眼。

2. 视瞻有色　多见于青壮年,无性别差异,单眼发病,自觉眼前暗影,视力下降,视物变形变色。

【辨证要点】

1. 浊邪上犯　自觉视物昏朦,或兼见黑花飞舞,或视瞻有灰色或黑色阴影,视物变形,如视直如曲,视大为小等。眼底可见视网膜、脉络膜有边界模糊之黄白色渗出斑,或仅见黄斑区水肿、渗出,中心凹反光不清等。眼部症状常缠绵不愈。全身症见头重胸闷,食少,口苦,小便黄少,舌苔黄腻,脉濡数;或脘闷多痰,口苦而腻,舌苔黄腻,脉滑数等。

2. 气滞血郁　自觉眼珠隐痛,视力渐降,或眼前中央有带色阴影遮隔,视物变形。检视眼底可无明显异常,或有视盘轻度充血,或者仅见黄斑区暗红,有渗出物及色素沉着,小血管弯曲,中心凹反光不清等病变。全身症状有情志不舒,头晕胁痛,口苦咽干,脉弦细数。

3. 肝肾不足　眼内干涩,视物昏朦,或视物变形。眼底可无明显异常,或见脉络膜视网膜病灶色素沉着,病变比较陈旧,间或夹杂新的渗出斑,抑或黄斑区轻度水肿,有渗出物及色素沉着。全身症见头晕耳鸣,夜眠多梦,腰膝酸软,脉细。

4. 心脾两虚　眼部症状同前,全身症见面色无华,头晕心悸,食少神疲,舌淡脉弱。

【针灸治疗及关键技术】

1. 基本治疗

主穴:球后、头临泣、太阳、风池、睛明、合谷、养老、光明、肝俞、肾俞、足三里。

配穴:① 肝经郁热加丝竹空、肝俞;② 阴虚火旺加复溜、天柱、三阴交;③ 心脾两虚加心俞、脾俞。

2. 其他治疗

(1) 耳针:取肝、肾、皮质下、枕。毫针刺法,或埋针法、压籽法。

(2) 头针：取额旁2线、枕上正中线、枕上旁线。头针常规针刺。

白　内　障

【中西医病名】

中医病名：本病属于中医"圆翳内障"范畴。

西医病名：白内障。

【病因病机】

古代医籍中认为本病的发生与"肝肾俱虚""肝风上冲""肝气冲上"等因素有关。

1. 肝肾不足　年老体弱，肝肾不足，精血亏虚，不能滋养晶珠而混浊；或可阴血不足，虚热内生，上灼晶珠，致晶珠混浊。

2. 脾气虚弱　年老脾气虚弱，运化失健，精微输布乏力，不能濡养晶珠而混浊；或水湿内生，上泛晶珠而混浊。

3. 肝热上扰　肝热上扰目窍，致晶珠逐渐混浊。

【诊断要点】

1. 病史　年龄在40岁以上，视力渐进性下降。

2. 临床症状　视物模糊，或视近尚明而视远模糊，或眼前可见固定不动的黑影，或视二为一，或可有虹视等。

3. 检查　晶珠可见不同形态、部位、颜色和不同程度的混浊。在病变早期，用药物散大瞳神可见晶珠周边呈点状或冰凌状混浊，后渐向中心发展而全混浊。

【鉴别诊断】

本病需与其他原因所致的晶珠混浊引起的内障眼病相鉴别。若晶珠混浊为与生俱来，称为胎患内障；外伤致晶珠混浊，称为惊震内障；还有其他眼病引起的晶珠混浊，如金花内障等。

【辨证要点】

1. 肝肾不足　视物昏花，视力缓降，晶珠混浊；或头昏耳鸣，少寐健忘，腰酸腿软，口干，舌红苔少，脉细。或见耳鸣耳聋，潮热盗汗,虚烦不寐,口咽干痛,小便短黄,大便秘,舌红少津,苔薄黄,脉细弦数。

2. **脾气虚弱** 视物模糊,视力缓降,或视近尚明而视远模糊,晶珠混浊,伴面色萎黄,少气懒言,肢体倦怠,舌淡苔白,脉缓弱。

3. **肝热上扰** 视物不清,视力缓降,晶珠混浊,或有眵泪,目涩胀,时有头昏痛,口苦咽干,便结,舌红苔薄黄,脉弦或弦数。

【针灸治疗及关键技术】

1. 基本治疗

主穴:太阳、攒竹、百会、四白、完骨、风池、足三里。

配穴:① 肝热上扰加蠡沟、太冲;② 肝肾不足加肝俞;③ 脾气虚弱加脾俞、三阴交。

操作:根据虚实施以补泻。每日1次,留针30分钟,30次为1个疗程。

2. 其他治疗 灸法。

虚象明显者取足三里、肝俞、脾俞。艾条灸,每次15～20分钟,1～2日1次。

鼻　　炎

【中西医病名】

中医病名:本病属于中医"鼻窒"范畴。

西医病名:鼻炎。

【病因病机】

1. **病因** 本病主要由病毒、细菌、变应原等感染所致。邻近器官的感染病灶,鼻腔用药不当或过多过久,职业或环境因素,如有害气体或粉尘刺激等,也可导致本病。全身因素如慢性疾病、内分泌失调、好嗜烟酒及免疫功能下降和变态反应等,亦与本病的发生有关。

2. **病机**

(1) 肺经郁热,邪犯鼻窍:伤风鼻塞余邪未清,或屡感风邪郁而化热,客于肺经,肺失肃降,经脉郁滞,郁热上犯,郁结于鼻窍。

(2) 肺脾气虚,邪滞鼻窍:郁热久羁,伤及正气,肺气不足,清肃无力;脾气虚弱,运化失健,清阳不升,浊音上干,滞留并壅阻鼻窍。

(3) 邪毒久留,瘀阻鼻窍:邪毒滞留鼻窍,日久深入脉络,阻碍气血流通,瘀血阻滞鼻窍脉络,鼻窍窒塞不通。

【诊断要点】

1. 病史　可有伤风鼻塞反复发作史。

2. 临床症状　以鼻塞为主要症状,鼻塞呈间歇性或交替性,病变较重者,可呈持续性鼻塞,鼻涕不宜擤出,久病者可有嗅觉减退,或有头晕、头重、咽部不适等症状。

3. 检查　早期鼻黏膜色红或暗红,下鼻甲肿胀,表面光滑,触之柔软,弹性好。久病者见下鼻甲肥大,呈桑葚状或结节状,触之有硬实感,弹性差。部分患者可见严重的鼻中隔偏曲。

【鉴别诊断】

1. 鼻窦炎　鼻塞可轻可重,头痛,多脓涕,中鼻道有脓,可有息肉形成。

2. 呼吸道急性传染病　一些呼吸道急性传染病,如麻疹、猩红热、百日咳等早期可出现急性鼻炎症状。这些疾病除有急性鼻炎表现外,尚有其本身疾病的表现,且全身症状重,如高热、寒战、头痛、全身肌肉酸痛等。通过详细的体格检查和对病程的严密观察可鉴别之。

【辨证要点】

1. 肺经郁热,邪犯鼻窍　鼻塞时轻时重,或交替性鼻塞,鼻涕色黄量少,鼻气灼热;口干、咳嗽、痰黄,舌尖红,苔薄黄、脉数。检查见鼻黏膜充血,下鼻甲肿胀,表面光滑、柔软有弹性。

2. 肺脾气虚,邪滞鼻窍　鼻塞时轻时重,或交替性鼻塞,涕白而黏,遇寒冷时症状加重。可伴有倦怠乏力,少气懒言,恶风自汗,咳嗽痰稀,易患感冒,食欲缺乏,便溏,头重头昏,舌质淡、苔白,脉浮无力或缓弱。检查见鼻黏膜及鼻甲淡红肿胀。

3. 邪毒久留,瘀阻鼻窍　鼻塞较甚或持续不减,鼻涕黏黄或黏白,语声重浊或有头胀头痛,耳闭重听,嗅觉减退,舌暗红或有瘀点,脉弦或弦涩。检查见鼻黏膜暗红肥厚,鼻甲肥大质硬,表面凹凸不平,呈桑葚状。

【针灸治疗及关键技术】

1. 基本治疗

主穴:迎香、鼻通、印堂、合谷。

配穴:① 肺经郁热加二间、内庭、太阳、尺泽,用泻法;② 气虚邪滞加足三里、太渊、公孙,用补法;③ 血瘀鼻窍加风池,用泻法。

操作:根据辨证施行补泻,每日1次,10次为1个疗程。

2. 其他治疗

(1) 耳针:取鼻、内鼻、肺、脾、胃、肾上腺。每次选3～5穴,毫针浅刺,留针20～30分钟;或予以王不留行贴压,每日自行加压按摩2～3次,5天1个疗程,疗程间歇2～3天。

(2) 灸法:① 虚寒加水沟、迎香、风府、百会;② 肺虚加肺俞、太渊;③ 脾虚加脾俞、胃俞、足三里。艾条灸,每次15～20分钟,1～2日1次。小儿患者可用荜茇、天南星研末,炒热后纱布包裹,温灸囟门20～30分钟,每日1～2次。

(3) 穴位注射:取合谷、迎香等穴。用复合维生素B注射液、丹参注射液、当归注射液,每穴注入0.2～0.5 mL,隔日1次。

附:鼻窦炎

【中西医病名】

中医病名:本病属于中医的"鼻渊"。

西医病名:鼻窦炎。

【病因病机】

1. 病因　鼻窦炎多由上呼吸道感染引起,细菌与病毒感染可同时并发。另外,特应性体质与本病关系甚为密切,变应性因素在某些患者具有比较重要的意义。

2. 病机　本病有虚实之分。实证多因外邪侵袭,引起肺、脾胃、胆之病变而发病;虚证多因肺、脾脏气虚损,邪气久羁,滞留鼻窍,致病情缠绵难愈。

(1) 外邪袭肺:起居不慎,冷暖失调,或过度疲劳,风热袭表伤肺;或风寒外袭,邪壅肺系,肺失清肃,邪聚鼻窍而为病。

(2) 肺经蕴热:肺经素有蕴热,或外受邪热,邪热壅肺,肺失宣畅,邪热上攻,壅遏鼻窍,发为本病。

(3) 胆腑郁热:情志不遂,胆失疏泄,气郁化火,胆火循经上犯,移热于脑,伤及鼻窍;或邪热犯胆,胆热上蒸鼻窍而为病。

(4) 脾胃湿热:饮食失节,过食肥甘煎炒、醇酒厚味,湿热内生,郁困脾胃,运化失常,湿热邪毒循经熏蒸鼻窍而为病。

(5) 肺气虚寒:久病体弱,或病后失养,致肺脏虚损,肺卫不固,易为邪犯,正虚托邪无力,邪滞鼻窍而为病。

(6) 脾气虚弱:久病失养,或疲劳思虑过度,损及脾胃,致脾胃虚弱,运化失健,气血精微化生不足,鼻窍失养,加之脾虚不能升清降浊,湿浊内生,因聚鼻窍而为病。

【诊断要点】

1. 临床症状　浊涕量多为必备的症状,可流向后入咽部,常同时伴有鼻塞及嗅觉减退,症状可局限于一侧,也可双侧同时发生,部分患者可伴有明显的头痛,头痛的部位常局限于前额、鼻根部或颌面部、头顶部等,并有一定的规律性。

2. 体格检查　鼻黏膜充血肿胀,尤以中鼻甲及中鼻道为甚,或为淡红色,中鼻甲肥大或呈息肉样变,中鼻道、嗅沟、下鼻道或后鼻孔可见脓涕。上颌窦穿刺冲洗、鼻窦X线或CT检查可协助诊断。

【鉴别诊断】

1. 鼻炎　主要症状是鼻塞,多呈双侧交替性,病理改变多在下鼻甲,中鼻道和嗅裂中一般无脓液,也无息肉形成,鼻窦检查呈阴性。

2. 鼻腔、鼻窦恶性肿瘤　多有长期鼻塞及流脓血涕病史。常为一侧鼻塞，呈进行性加重，鼻内疼痛，头痛头胀。鼻腔内可见肿块，色红，触之易出血。

【辨证要点】

1. 外邪袭肺　鼻塞，鼻涕量多而白黏或黄稠，嗅觉减退，头痛，可兼有发热恶风，汗出，舌红，舌苔薄白，脉浮。鼻黏膜充血肿胀，尤以中鼻甲为甚，中鼻道或嗅沟可见黏性或脓性分泌物。头额、眉棱骨或颌面部叩痛或压痛。

2. 肺经蕴热　鼻塞，鼻涕量多黄稠，嗅觉减退，头痛，可兼有汗出，咳嗽，痰多，舌红，苔黄，脉数。检查见鼻黏膜充血肿胀，尤以中鼻甲为甚，中鼻道或嗅沟可见黏性或脓性分泌物。头额、眉棱骨或颌面部有叩痛或压痛。

3. 胆腑郁热　脓涕量多，色黄或黄绿，或有腥臭味，鼻塞，嗅觉减退，头痛剧烈。可兼有烦躁易怒，口苦，咽干，目眩，寐少梦多，小便黄赤等全身症状，舌红，苔黄或腻，脉弦数。检查见鼻黏膜充血肿胀，中鼻道、嗅沟或鼻底可见有黏性或脓性分泌物潴留。头额、眉棱骨或颌面部可有叩痛或压痛。

4. 脾胃湿热　鼻塞重而持续，鼻涕黄浊而量多，嗅觉减退，头昏闷；或头重胀，倦怠乏力，胸脘痞闷，纳呆食少，小便黄赤，舌质红，苔黄腻，脉滑数。检查可见鼻黏膜红肿，尤以肿胀更甚，中鼻道、嗅沟或鼻底见有黏性或脓性分泌物，颌面、额头或眉棱骨压痛。

5. 肺气虚寒　鼻塞或轻或重，鼻涕黏白，稍遇风冷则鼻塞加重，鼻涕增多，喷嚏时作，嗅觉减退，头昏、头胀，气短乏力，语声低微，面色苍白，自汗恶风，咳嗽痰多，舌淡，苔薄白，脉缓弱。检查可见鼻黏膜淡红肿胀，中鼻甲肥大或息肉样变，中鼻道可见有黏性分泌物。

6. 脾气虚弱　鼻涕白黏或黄稠，量多，嗅觉减退，鼻塞较重，食少纳呆，腹胀便溏，脘腹胀满，肢困乏力，面色萎黄，头昏重，或头闷胀，舌淡胖，苔薄白，脉细弱。检查可见鼻黏膜淡红，中鼻甲肥大或息肉样变,中鼻道、嗅沟或鼻底见有黏性或脓性分泌物潴留。

【针灸治疗及关键技术】

1. 基本治疗

主穴:迎香、攒竹、上星、禾髎、印堂、阳白。

配穴:合谷、列缺、足三里、丰隆、三阴交等。每日1次,10次为1个疗程。

2. 其他治疗

(1)灸法:百会、前顶、迎香、四白、上星等。悬灸至局部有灼热感,皮肤潮红为度。此法一般用于虚寒证。

(2)穴位按摩:选取迎香、合谷,自我按摩。每次5～10分钟,每日1～2次,或用两手大鱼际,沿两侧迎香穴上下按摩至发热,每日数次。

耳鸣、耳聋

【中西医病名】

中医病名:蝉鸣、耳虚鸣、渐鸣。

西医病名:原发性耳鸣、继发性耳鸣。

【病因病机】

本病多由暴怒伤肝,肝胆火旺,夹痰蒙蔽清窍,或因肾气虚弱,精气不能上充于耳所致。

【诊断要点】

1. 年龄与性别　小儿发病率低,青春期及老年发病率高。

2. 起病方式　起病急骤者主要在传感系统和感音系统多见,起病缓多余全身性疾病有关。

3. 部位　颅内、耳内、左耳、右耳,单侧或双侧。

4. 音调　单一或者两种以上复合声,高调、中调还是低调:具体描述是蝉鸣、哨音、汽笛声、风声、拍击声还是"嗡嗡声""隆隆声""卡哒声"等,搏动性是否与心跳或脉搏同步,是否与呼吸有关。

5. 诱发因素　失眠,疲劳,心理状态影响环境,体位变化。

6. **既往病史** 耳鼻喉科病史,声创史,头部外伤史,神经系统病史,心血管病史,耳部毒物病史等。

【鉴别诊断】

1. **客观性耳鸣**

(1) 血管源性:血流动力学变化可引起与脉搏同步的搏动性耳鸣,强度往往很大,病因有血管畸形、动静脉瘘与动脉瘤,此外畸形性骨炎也可发生类似耳鸣。

(2) 肌源性:由精神因素引起或神经系统病变引起的腭肌阵挛是最常见的原因,耳鸣呈现规律的"卡哒声",与肌肉痉挛性收缩一致,音调低。咽鼓管异常开放,引起与呼吸节律同步的耳鸣,如风箱来回声,强度不一,音调低。

2. **主观性耳鸣**

(1) 慢性化脓性中耳炎:① 症状:鼓膜有穿孔,持续或间歇耳内流脓,传导性耳聋;② 耳鸣的性质:多为噪声性、频率多在中音到高音,耳鸣音色表现多为"嘶",耳鸣变动少。

(2) 梅尼埃病:① 症状:发作性眩晕为特征,眩晕发作时伴耳鸣、耳堵塞感、耳聋;② 耳鸣的性质:初期,低频范围听力降低,耳鸣多为低调,平均 320 Hz;晚期所有频率听力均降低,耳鸣多为低音调,耳鸣的音响特征变动大。

(3) 突发性聋:① 症状:原因不明,突然发病,约半数有眩晕,从低频到高频,耳聋程度有变动;② 耳鸣的性质:90%以上出现耳鸣,多伴随耳聋全过程,耳鸣的性质多为噪声性,耳鸣频率多在 2~8 kHz。

(4) 噪声性聋:① 症状:急性音响性损害常伴耳鸣,慢性噪声性耳聋合并耳鸣少;② 耳鸣的性质:耳鸣频率和听力低下的频率一致,以 4 kHz 为中心。

(5) 老年性聋:① 随年龄的生理性听力下降,广义来说可称为老年性聋;狭义老年性聋是指比与年龄相当的听力平均值显著低下者;② 耳鸣的性质:一般噪声性耳鸣比较多,缺乏特征,高频部分听力下降出现高音调耳鸣。

(6) 听力正常型耳鸣：① 纯音听力检查无听力下降而有耳鸣；② 耳鸣的性质：从 4～8 kHz 的高音区占 62.2%，从 1～3 kHz 的中音区占 5.5%，从 0.125～0.8 kHz 的低音区占 32%。有人认为，听力正常型耳鸣多数不是没有耳聋，而是通常的检查未查出耳聋。

(7) 其他：① 脑干肿瘤中有耳鸣病例只占 1/50，且有耳鸣的病例肿瘤向内耳道浸润；② 多发性硬化症，有耳鸣者占 5% 左右；③ 小脑桥角部的肿瘤伴有耳鸣；④ 听神经瘤 50% 以上伴有耳鸣。心血管系统疾病、内分泌系统疾病等均可出现耳鸣症状。

【辨证要点】

耳聋可分为四度。0度：听力正常，日常听话无困难，纯音听力损失不超过 10 db。1度：一般距离讲话或远距离讲话感到困难，纯音听力损失 10～30 db。2度：中度聋，远距离听话感到困难，纯音听力损失 30～60 db。3度：重度聋，只能听到很大的声音，纯音听力损失 60～90 db。

1. 实证　暴病耳聋或耳中胀闷，鸣声隆隆不断，耳鸣如潮声、风声，或者雷声，按之不减，多伴有头痛、头胀、面红口干、烦躁不安，舌红，苔薄，脉弦有力。

2. 虚证　耳内突然有空虚发凉的感觉，劳则加重，按之又减，夜间为甚，听力逐渐减退，多伴有头晕、腰酸、遗精、带下、食欲缺乏，舌红，少苔，脉细弱。

【针灸治疗及关键技术】

1. 基本治疗

(1) 实证

治法：清肝泻火，活血通窍，针刺用泻法。

主穴：翳风、听会、中渚、侠溪。

配穴：① 肝胆火盛加太冲、行间；② 痰热郁结加丰隆、劳宫。

(2) 虚证

治法：补益肾气，通窍益聪，针灸并用补法。

主穴：翳风、听会、肾俞、肝俞。

配穴：① 肾精亏虚加太溪、关元；② 脾胃虚弱加脾俞、胃俞。

2. 其他治疗

(1) 耳针疗法：取内耳、肾、肝、内分泌、神门，强刺激，留针30分钟，隔日1次。10次为1个疗程，可用耳穴压丸贴压，3日更换1次。

(2) 穴位注射：取当归注射液，取听宫、翳风、肾俞、肝俞，每次2 mL，隔天1次。

(3) 头针疗法：选取晕听区，每日1次，10日为1个疗程。

(4) 穴位激光：氦-氖激光治疗仪，接触性照射翳风、翳明、风池、听宫、耳门、百会。每日1次，10日为1个疗程。

(5) 双极多点脉冲治疗仪：在耳门或听宫、听会、翳风、聪耳、神庭、百会等穴位，进行顺序连续多点脉冲刺激治疗耳鸣，每日1次，10日为1个疗程。

咽喉炎

【中西医病名】

中医病名：喉痹。

西医病名：急、慢性咽喉炎。

【病因病机】

本病发生常与外感风热、饮食不节或体虚劳累等因素有关。病位在咽喉，咽通于胃，喉为肺系，肾经上循喉咙，结于廉泉，故本病与肺、胃、肾等脏腑关系密切。外感肺热熏灼肺系，或肺、胃二经郁热上壅，或肾阴亏耗，虚火上炎，从而导致咽喉肿痛的发生。基本病机是火热或虚火上灼咽喉。

【诊断要点】

1. 病史　多有外感病史，或咽痛反复发作史。

2. 症状　咽部疼痛或微痛，咽干、咽痒、灼热感、异物感。

3. 体征　咽部黏膜微红或充血明显，微肿，悬雍垂色红、肿胀，或见咽黏膜肥厚增生,喉底红肿,咽后壁或有颗粒状隆起,或见脓点,或见咽黏膜干燥。扁桃体肿胀不明显为其特征。

4.辅助检查　血常规、咽部细菌培养等有助于本病诊断。

【鉴别诊断】

1.乳蛾　青少年多见,以喉核红肿疼痛为主。

2.喉痈　急起,高热,咽喉部剧痛。红肿,吞咽障碍,可化脓,外周血白细胞及中性粒细胞计数升高。

3.急喉风　病情急重,以突起咽喉紧锁,呼吸困难,痰涎壅盛为主要特征,伴咽痛、咽痒不适等表现。

4.白喉　全身中毒症状明显,精神萎靡,咽部可见灰白色假膜,取分泌物检查可找到白喉杆菌。

【辨证要点】

1.主症　咽喉部红肿疼痛,吞咽不适。

2.兼症　① 兼发热,汗出,头痛,咳嗽,舌红,苔薄白或微黄,脉浮数者为外感风热;② 兼吞咽困难,高热,口渴喜饮,大便秘结,小便黄赤,舌红,苔黄,脉数有力者为肺胃热盛;③ 兼咽干微肿,疼痛以午后或入夜尤甚,或咽部异物感,手足心热,舌红,少苔,脉细数者为阴虚火旺。

【针灸治疗及关键技术】

1.基本治疗

(1)实证

治法:清热利咽,消肿止痛。取手太阴、手阳明经穴为主。

主穴:少商、合谷、尺泽、关冲。

配穴:① 外感风热加风池、外关;② 肺胃热盛加内庭、鱼际。

(2)虚证

治法:滋阴降火,利咽止痛。取足少阴经穴为主。

主穴:太溪、照海、列缺、鱼际。

2.其他治疗

(1)耳针:取咽喉、肺、胃、肾、扁桃体、耳尖等。毫针刺,或用王不留行子或磁珠贴压。

（2）三棱针法：取少商、商阳、耳背静脉，点刺出血。

（3）皮肤针法：取合谷、大椎、后颈部、颌下、耳垂下方。中度或重度刺激。

牙　痛

【中西医病名】

中医病名：牙宣、牙槽风。

西医病名：龋齿、牙髓炎、冠周炎、根尖周围炎、牙本质过敏。

【病因病机】

牙痛常与外感风热、胃肠积热或肾气亏虚等因素有关，并因遇冷、热、酸、甜等刺激时发作或加重。本病的病位在齿，肾主骨，齿为骨之余，手足阳明经分别入下齿、上齿，故本病与胃、肾关系密切。基本病机为外邪与内热等因素均可伤及龈肉，灼烁脉络，发为牙痛。

【诊断要点】

无年龄及性别差异，任何人群均可发病，多有牙龈炎或龋齿病史。疼痛初期为齿龈及颜面部阵痛，后期多为持续性胀痛或跳痛，夜间较重；牙齿对冷、热敏感，接触冷、热食物可诱发剧痛，常无扳机点；疼痛时间长多合并有齿龈及颊部肿胀；因引起牙痛的疾病多为感染性的，故炎症重时多有畏寒、发热、精神及食欲差等表现：齿龈红肿、张口受限、牙龈有叩击痛。

【鉴别诊断】

三叉神经痛　常见于40岁以上的人群，女性发病率高于男性，右侧发病高于左侧，存在特有的扳机点，发作时呈剧烈、闪电样疼痛，疼痛范围限制在三叉神经的分布范围内。在发病时的症状通常表现在患者受累的半侧面部，可呈现痉挛性扭曲。主要的三叉神经痛的症状表现为患侧面部先发白，有时出现所谓三叉神经、面肌痉挛性痛性抽搐。

【辨证要点】

1. 辨经络　痛在下齿者为手阳明经病症；并在上齿者为足阳明经病证。

2. 辨虚实　① 起病较急，疼痛剧烈，齿龈肿胀者属实证；② 起病较缓，隐隐作痛，牙龈萎缩者属虚证。

3. 辨兼症　① 起病急，兼齿痛龈肿，脉浮数者为风火牙痛；② 牙痛剧烈，兼齿龈红肿或出脓血，舌红，苔黄燥，脉弦数者为胃火牙痛；③ 起病较缓，隐隐作痛，牙龈微红肿，或牙龈萎缩，舌红，少苔，脉细数者为虚火牙痛。

【针灸治疗及关键技术】

1. 基本治疗

治法：祛风泻火，通络止痛。取手足阳明经穴为主。

主穴：合谷、颊车、下关。

配穴：① 风火牙痛加外关、风池；② 胃火牙痛加内庭、二间；③ 虚火牙痛加太溪、行间。

2. 其他治疗

（1）耳针法：取口、上颌或下颌、牙、神门、胃、肾，每次选用3～5穴，毫针中等强度刺激，或用压丸法。

（2）穴位注射法：取合谷、颊车、翳风、下关，选阿尼利定注射液或柴胡注射液，每次2穴，每穴注入0.5～1 mL，交替使用。

（3）穴位敷贴法：将大蒜捣烂，于睡前贴敷双侧阳溪穴，至发疱后取下，用于龋齿疼痛。

附：拔牙后疼痛

拔牙后疼痛是指外科手术后伤口部分的疼痛。术后近期出现的疼痛多由于炎性刺激及神经末梢传入神经损伤而引起；远期疼痛多由于瘢痕组织刺激所致，或为神经的残余痛。中医认为术后切口疼痛是由于手术损伤该部位经络气血。实证为经络闭阻，不通则痛；虚证为气血不足，失荣而痛。本病以实证为主，或虚实夹杂之证。

【鉴别诊断】

术后伤口部位的疼痛,一般是麻药作用消失后即开始疼痛,24小时内达到顶峰,持续48～72小时。近期疼痛多为实证,远期疼痛多为虚证。

【针灸治疗及关键技术】

1. 基本治疗

治法:活血化瘀,通络止痛。取局部取穴、手足阳明经穴为主。

主穴:颊车、地仓、上关、足三里、合谷、气海、三阴交。

2. 其他治疗

(1) 耳针法:取皮质下、神门、脑、交感、压痛点、上颌、下颌、上屏尖,毫针刺或用压丸法。

操作方法:毫针法针具多用28～32号之半寸长的不锈钢毫针。首先对耳穴进行消毒,由于耳穴感染可引起严重后果,故一般先用2%碘酒涂抹,再用蘸有75%乙醇的棉球脱碘消毒。进针时,用左手拇、食指固定耳郭,中指托着针刺部耳背,这样既可掌握针刺深度,又可减轻针刺疼痛。然后用右手拇、食、中三指持针,在反应点进针。针刺深度视耳郭不同部位厚薄而定,以刺入耳软骨(但不可穿透)且有针感力度。针感多表现为疼痛,少数亦有酸、胀、凉、麻的感觉。留针时间20～30分钟。起针时左手托住耳背,右手起针,并用消毒干棉球压迫针眼,以防出血。每次一侧或双侧针刺,每日或隔日一次。

(2) 电针法:根据基本治疗取穴,疏密波,留针30分钟,每日1次。

牙 龈 炎

【中西医病名】

中医病名:牙宣、牙龂。

西医病名:冠周炎。

【病因病机】

牙龈炎是以牙龈红肿疼痛、牙龈出血为主要特征。牙龈炎的发生常与外感风热、饮食不节和体虚劳累等因素有关。本病的病位在牙龈,手阳明大肠经贯颊,入下齿中,足阳明胃经,下循鼻外,入上齿中,外感风热熏灼肺系,或肺、胃二经郁热上壅,或肾阴亏耗,虚火上炎,均可导致牙龈肿痛的发生。基本病机是火热或虚火上灼牙龈。

【诊断要点】

牙龈炎是指一组发生于牙龈组织而不侵犯其他牙周组织的疾病,其中最常见得为慢性单纯性牙龈炎。牙龈炎的通常表现为刷牙出血,进食时牙龈出血。牙龈炎在儿童和青少年中比较普遍。

【鉴别诊断】

牙周炎是牙龈炎再进一步发展而出现的牙颈部肿胀,特别是牙齿间的部位肿胀,肉柔软感,牙齿有浮高感,牙槽骨也出现了溶解破坏。

【辨证要点】

(1) 胃火上攻:患处牙龈红肿,出血鲜红量多,口臭口干,多饮喜冷饮,大便干结,舌红苔黄,脉数。

(2) 肾阴不足:牙龈微红肿,淡淡渗血,血量少,色淡,口不臭,腰酸腿软,手足发热,或盗汗、潮热,舌红少苔,脉细而数。

(3) 气血虚损:牙龈淡白不肿,渗血少而缠绵不止,牙齿松动,咀嚼无力,刷牙吸吮时出血尤为明显,口唇淡白,面色萎黄,气短懒言,肢体困倦,舌淡苔薄,脉虚无力。

【针灸治疗及关键技术】

1. 基本治疗

(1) 胃火上攻

治法:清胃泻火。

主穴:合谷、内庭、足三里。

配穴:① 上牙痛加下关;② 下牙痛加颊车;③ 口臭加劳宫;

④ 局部牙龈肿痛较甚者,在局部阿是穴点刺放血。

(2) 肾阴不足

治法:滋养肾阴。

主穴:太溪、行间、合谷、下关、颊车。

配穴:腰酸耳鸣者加肾俞、翳风。

(3) 气血虚损

治法:益气养血。

主穴:上关、颊车、合谷、足三里、气海、关元。

2. 其他疗法

(1) 耳针治疗

取穴:神门、压痛点、上颌、下颌、上屏尖。

配穴:① 胃火上攻加胃、耳尖;② 肾阴不足加肝、肾;③ 气血虚加脾、胃、肾。

操作方法:毫针法针具多用 28～32 号之半寸长的不锈钢毫针。首先对耳穴进行消毒,由于耳穴感染可引起严重后果,故一般先用 2% 碘酒涂抹,再用蘸轻有 75% 乙醇的棉球脱碘消毒。进针时,用左手拇、食指固定耳郭,中指托着针刺部耳背,这样既可掌握针刺深度,又可减轻针刺疼痛。然后用右手拇、食、中三指持针,在反应点进针。针刺深度视耳郭不同部位厚薄而定,以刺入耳软骨(但不可穿透)且有针感力度。针感多表现为疼痛,少数亦有酸、胀、凉、麻的感觉。留针时间 20～30 分钟。起针时左手托住耳背,右手起针,并用消毒干棉球压迫针眼,以防出血。每次一侧或双侧针刺,每日或隔日 1 次。

(2) 压丸疗法

取穴:神门、压痛点、上颌、下颌、上屏尖。

配穴:① 胃火上攻加胃、心;② 肾阴不足加肝、肾;③ 气血虚加脾、胃、肾、肾上腺。

确定主辅穴位,以酒精棉球轻擦消毒,左手手指托持耳敦,右手用镊子夹取割好的方块胶布,中心黏上准备好的药豆,对准穴位紧贴压其上,并轻轻揉按1~2分钟。每次以贴压5~7穴为宜,每日按压3~5次,隔1~3天换1次,两组穴位交替贴压。两耳交替或同时贴用。

扁 桃 体 炎

【中西医病名】

中医病名:乳蛾、喉蛾。

西医病名:西医将扁桃体炎分为急性和慢性。急性扁桃体炎为腭扁桃体的非特异性急性炎症,常伴有一定程度的咽黏膜,以及其他咽淋巴组织的炎症,主要表现为高热、咽痛;慢性扁桃体炎常由急性迁延而成,以咽痛为主。

【病因病机】

外感六淫或内伤饮食是引起急性扁桃体炎或慢性扁桃体炎急性发作的主要原因,脏腑失调,如郁热内蕴、气虚、阴亏,是容易感受外邪,导致急性病变,或邪毒久滞,病程久延难愈的内在因素。

1. 风邪侵袭　风热邪毒从口鼻入侵肺系,咽喉首当其冲。或风热外袭,肺气不宣,肺经风热循经上犯,皆聚于咽喉,气血不畅,与邪毒互结,发为乳蛾。

2. 肺胃热盛　外邪壅盛,乘势传里,肺胃受之,肺胃热盛,火热上蒸,灼腐扁桃体而为病;亦有多食炙煿,过饮热酒,脾胃蕴热,热毒上攻,蒸灼扁桃体而为病。

3. 阴虚邪滞　邪毒滞留,灼伤阴津,或温热病后,肺肾亏损,津液不足,不能上输滋养咽喉,阴虚内热,虚火上炎,与余邪互结扁桃体而为病。

4. 气虚邪滞　扁桃体失养,素体脾胃虚弱,不能运化水谷精微,气血生化不足,扁桃体失养;或脾失健运,湿浊内盛,结聚于扁桃体而为病。

5. 痰瘀互结　余邪滞留,日久不去,气机阻滞,痰浊内生,气滞血瘀,痰瘀互结于扁桃体,脉络闭阻而为病。小儿脏腑柔弱,正气未充,易为外邪所感,病后不仅阴液受伤,阳气也常受损,抗病能力减退,邪毒虽不甚重,但因正气虚弱,故不易于消除而留滞于咽喉,日久不去气血凝结不散,肿而为蛾。

【诊断要点】

1. **急性扁桃体炎**　潜伏期3~4日,可分为充血性和化脓性两种。急性充血性扁桃体炎常由病毒引起,炎症只侵及扁桃体黏膜及其表浅组织,全身及局部症状均较轻,表面无脓性渗出物。急性化脓性扁桃体炎多发于春秋两季,青年期发病较多,乙型或甲型溶血性链球菌为主要致病菌,实质充血肿胀,有多发性脓肿,位于黏膜下的小脓肿可在其表面见到黄白色斑点。若无并发症一周内可恢复。

(1) 全身症状:起病急,畏寒高热,头痛,食欲缺乏、疲乏无力、全身酸痛,一般持续3~5天,小儿患者可因高热而昏睡、抽搐等。

(2) 局部症状:咽痛,由一侧波及双侧,吞咽或咳嗽时加重,咽痛剧烈者可发生吞咽困难;还可放射至耳部,言语含糊。炎症波及咽鼓管时有耳闷、耳鸣、耳痛及听力减退;扁桃体显著肿大,幼儿可因此引起呼吸困难。

(3) 体格检查:患者面色潮红,呈急性病容,不敢吞咽,不愿说话,高热、口臭、苔腻,咽部急性充血。扁桃体肿大,有时表面有点状黄白色滤泡,或陷窝口处有黄白色或灰白色点状豆渣状渗出物,融合后可形成假膜样物,易拭去;下颌角淋巴结肿大,有压痛。

(4) 辅助检查:末梢血检验示白细胞总数增多,中性粒细胞中度增多。

2. **慢性扁桃体炎**　有反复发作咽痛、易感冒、扁桃体周围脓肿病史,或伴有扁桃体源性全身病等症状;经常有咽部不适或口臭,咽部异物感,阵发性咳嗽;呼吸困难、言语含糊不清、咽下困难等。多见于小儿;头痛、四肢无力、易疲劳或低热。

体格检查:舌腭弓明显慢性充血,隐窝口处有黄白色脓栓,或用压舌板挤压舌腭弓时,有脓性分泌物从隐窝口流出;一侧或双侧下颌角淋巴结肿大。

【鉴别诊断】

1. 喉痹　喉痹与乳蛾均有咽喉红肿疼痛。但喉痹主要病变在咽部,扁桃体红肿不明显;而乳蛾病主要变在扁桃体。

2. 咽白喉　由白喉杆菌引起,咽痛轻,灰白色假膜常延伸到扁桃体以外,假膜坚韧,不易擦去,面色苍白,低热,呈中毒症状,血液白细胞计数一般无变化,假膜涂片有白喉杆菌。

3. 传染性单核细胞增多性咽峡炎　发病急,小儿多见,一侧扁桃体红肿伴有全身淋巴结肿大,白细胞计数增多,单核细胞比率可达40%～80%,异性淋巴细胞占白细胞总数10%以上。

【辨证要点】

1. 辨急慢性　急性扁桃体炎多有外感症状,高热、咽痛明显,可有假膜。慢性扁桃体炎病程长,咽部症状较轻,缠绵难愈。

2. 辨证分型

(1) 风邪侵袭:咽喉干燥、灼热、疼痛,吞咽时加剧。可兼见头痛,发热,微恶风,咳嗽,舌红,苔薄黄,脉浮数。

(2) 肺胃热盛:咽痛剧烈,痛连耳窍、耳根,吞咽困难,呼吸不利,面赤气粗,口气热臭喷人。高热神烦,口渴引饮,咳嗽痰黄稠,腹胀,大便秘结,小便短赤。舌红,苔黄厚,脉洪大而数。

(3) 阴虚邪滞:咽部干燥灼热,异物感、疼痛不盛,开阖不利,午后症状加重。或可兼见唇赤颧红,潮热盗汗,手足心热,失眠多梦,耳鸣眼花,腰膝酸软,舌质干红,少苔,脉细数。

(4) 气虚邪滞:咽部不适,异物感,咽干不欲饮、口淡、纳呆、咽痒,咳嗽痰白。可兼见脘腹痞闷,恶心呕吐,少气懒言,四肢倦怠,形体消瘦,大便溏清,舌质淡,苔白腻,脉缓弱。小儿可伴见鼾眠、吞咽不利、纳呆、反复发作头昏痛、发育迟缓等。

(5) 痰瘀互结:咽干不适,咽部异物感,吞咽不利,或咽部刺痛,痰涎黏稠量多,不易咯出,扁桃体肿痛反复发作,迁延不愈,舌质暗有瘀点,苔白腻,脉细涩。

【针灸治疗及关键技术】

本病以"清、消、补"为治疗之大法。发病急骤者,多为实证、热证,宜疏风清热,利咽消肿;泻热解毒,利咽消肿。病程迁延或反复发作者,多为虚证或虚实夹杂证,宜滋养肺肾,清利咽喉;健脾和胃,祛湿利咽;活血化瘀,祛痰利咽。

1. 基本治疗

(1) 急性扁桃体

主穴:颊车、少商、合谷。

(2) 慢性扁桃体炎

主穴:天突、三阴交、鱼际、照海、天柱。

配穴:① 风热加大椎、风池;② 脾胃热盛加内庭;③ 阴虚加太溪;④ 痰瘀互结加丰隆、血海、膈俞。

2. 其他治疗　扁桃体针刺放血。

急性期可浅刺放血,慢性期可深刺放血。

干 眼 症

【中西医病名】

中医病名:白涩病、干涩昏花。

西医病名:结膜干燥症、浅层点状角膜炎。

【病因病机】

暴风客热或天行赤眼治疗不彻底,余热未清,隐伏肺脾之络所致;或肺阴不足,目失濡养;或金不生水,肺肾两虚,阴液亏乏而发;或饮食不节,过食炙腻之品,脾胃蕴积湿热,阴液耗伤,清气不升,目窍失养;或肝肾不足,精血亏损,阴虚血燥,目失濡润而致。

【诊断要点】

干涩不爽,怕见强光,不耐久视;白睛不红不肿或见赤脉隐隐,或黑睛有细小星点;眵多色白或无眵。

干眼的诊断缺乏特异性指标,目前也无统一的标准,必须根据症状与各项干眼诊断性试验的结果综合判断。通常根据症状、泪膜不稳定、眼表面上皮细胞的损害和泪液的渗透压增加方面的指标,可以对绝大多数干眼患者做出诊断。

对引起干眼的原发病的诊断也非常重要。如果患者伴有全身系统系疾病,如类风湿性关节炎、系统性红斑狼疮、血管炎、系统性硬化等,也应明确诊断。

【鉴别诊断】

1. 赤丝虬脉　主要症状是眼干涩微痒,灼热泪出,眼睑沉重,不耐久视或视物昏朦。白睛表层赤脉纵横,粗细不均,疏密不等,甚者虬脉粗赤,虬蟠旋出,时轻时重,经久难消,视力无损。本病与西医眼科学中慢性卡他性结膜炎相类似。

2. 神水将枯　主要症状是眼干涩灼热,刺痛畏光,泪液减少,白睛不润,黑睛失泽,甚则黑睛浑浊,目无泪液濡养,视物模糊,多常合并口干舌燥,鼻干,咽干不利等全身病变;严重者可致失明。本病与西医眼科干燥性角膜结膜炎相类似。

【辨证要点】

1. 风热外袭　眼内干涩灼热,畏光流泪,黑睛表层荧光素着色点密集,白睛不红或微红。舌红,苔薄黄,脉浮数。

2. 肺肾两虚　眼干涩不爽,视物模糊,泪少,视久容易疲劳,白睛如常或稍有赤脉,黑睛可有细点星翳,病势迁延难愈。全身症状可见干咳少痰、咽干便秘,偶有发热。舌红,少苔,脉细无力。

3. 脾胃阴伤　眼干涩痒,频频眨目,白睛干燥失泽;或兼有咽喉干燥,鼻干涕少,大便干燥等乏津少液症状。舌红少津,脉细数。

4. 肝肾阴虚　眼干涩畏光,双目频眨,视物欠佳,白睛隐隐淡红,久视则诸症加重。全身可兼见口干少津,腰膝酸软,头晕耳鸣,夜寐多梦。舌红,苔薄,脉细。

【针灸治疗及关键技术】

1. 基本治疗

治法:疏风清热,滋养肺肾,滋养肺胃,滋补肝肾。

取穴:睛明、承泣、太阳、攒竹、瞳子髎、尺泽、孔最、四白、合谷、足三里。

配穴：①风热外袭加列缺、大椎、曲池以疏风散热；②肺肾两虚加肺俞、肾俞、太渊、太溪以滋肾养肺；③脾胃阴伤加脾俞、胃俞、三阴交以滋润脾胃；④肝肾阴虚加肝俞、肾俞、太冲、太溪以滋补肝肾。

操作：针灸并用，用补法。睛明、承泣、瞳子髎按照眼区毫针刺操作规范予以针刺，尺泽、孔最针刺用泻法，余穴针刺用补法。

2. 其他治疗　耳穴疗法。

取肝、肾、肺、心、脾、眼、内分泌等耳穴，采用耳穴贴压，将王不留行子用胶布固定，保留1周，间断用手按压，连用1～2周。

第七节　男科常见病的针灸治疗

遗　精

【中西医病名】

中医病名：遗精。

西医病名：神经衰弱、前列腺炎、精囊炎。

【病因病机】

本病总由肾气不能固摄而引起。导致肾气不固的原因，多与情志失调、饮食不节、劳心太过、房劳过度、手淫频犯等因素有关。

【诊断要点】

1）已婚男子虽有正常的性生活，但仍有遗精，每周超过1次以上，一般多在睡眠中出现；或成年的未婚男子，频繁出现遗精，每周超过2次以上，或每日几次，甚至清醒时精自滑出，并伴有不同程度的头昏、耳鸣、健忘、心慌、失眠、精神萎靡、腰腿酸软等症，即可诊断为本病。

2）直肠指诊、前列腺B超、前列腺液及精液常规检查等，可协助本病的病因诊断。

【鉴别诊断】

1. 溢精　亦谓精满自溢,成年未婚男子,或婚后久旷者,每月遗精1~2次,次日并无不适感觉或症状,属于正常生理现象,并非病态。

2. 早泄　早泄是指性交不能持久,甚则一触即泄;而遗精是没有进行性交而精液自行流出。

3. 走阳　走阳是指性交时精泄不止。

【辨证要点】

1. 辨病位　劳心过度或淫念妄想,心阴暗耗,君相火旺所引起的遗精多为心病;先天不足,或纵欲无度,肾气亏虚,精关不固所引起的遗精多为肾病。

2. 辨虚实　初起以实证为多,多因心火、肝郁、湿热居其大半,君相火动,扰动精室,应梦而遗;久遗必致肾虚,故日久则以虚证为多,滑精则多由梦遗发展或禀赋素虚而成,亦可由房劳、手淫等所致,往往以虚证为主。

3. 辨阴阳　遗精属于肾虚不藏,精关不固者,又当辨别偏于阳虚还是阴虚。偏于阴虚者,多伴有头晕目眩、腰酸耳鸣、颧红尿赤,舌红、少苔、脉细数;偏于阳虚者,多伴有面白少华、畏寒肢冷、小便清长,舌淡、脉沉细。

【针灸治疗及关键技术】

1. 基本治疗

治法:益肾固摄。

主穴:关元、志室、三阴交。

配穴:① 心肾不交加心俞、肾俞、神门;② 湿热下注加中极、阴陵泉;③ 肾精亏损加肾俞、太溪;④ 失眠加百会、神门;⑤ 头昏加百会、风池;⑥ 自汗加阴郄、足三里;⑦ 少气加肺俞、肾俞。

操作:主穴用毫针补法。配穴按虚补实泻操作。

2. 其他治疗

(1) 耳穴:选内生殖器、肾、心、神门、内分泌、皮质,每次用3~5穴,毫针用轻刺激;或用揿针埋藏或用王不留行贴压。

(2) 穴位注射：取关元、中极，用当归注射液，或维生素 B_1 注射液，或用维生素 B_{12} 注射液，每穴注射 0.5 mL，隔日 1 次。

(3) 皮肤针法：叩刺小腹任脉、肾经等，腰骶部 L_2～S_2 夹脊及三阴交穴区域，每次 20 分钟，使皮肤微现红晕为度。每日或隔日 1 次。

阳　　痿

【中西医病名】

中医病名：阳痿。

西医病名：勃起功能障碍。

【病因病机】

阳痿多由恣情纵欲，频犯手淫，导致精气虚损，命门火衰；或由于思虑、惊恐伤及心脾肾而成；亦可因肝失疏泄，湿热下注，宗筋弛纵所致。

【诊断要点】

1) 性交时阴茎不能勃起，或勃起不坚，或坚而不持久，或已入女方阴道内旋痿软者，称为阳痿。

2) 性交时阴茎勃起，尚未进入阴道即射精，或刚进入阴道即射精，以致阴茎疲软不能进行正常性交者，则不属阳痿；而年高体虚，阳气精液已衰，以致阴茎不能勃起，则属于正常生理现象。

3) 有条件者，可以做血睾酮水平检查，其含量降低者，提示性功能低下。

【鉴别诊断】

1. **心理性勃起功能障碍**　也表现为勃起功能障碍。但患者常有精神创伤、同性恋、夫妻感情不和或精神焦虑、抑郁等病史，且在某些特定情况下，如手淫时、睡眠中或与另一伴侣在一起时可以正常勃起。夜间阴茎勃起正常。阴茎血流检查正常。

2. **神经性勃起功能障碍**　指阴部神经通路的结构和功能的完整性遭到破坏而发生的勃起功能障碍。当外周神经损伤时体检可发现肛指反射、海绵体肌反射减弱或消失，反射性阴茎勃起减弱和消失。还可通过神经电生理测试进行鉴别诊断。

3. 动脉性勃起功能障碍　指因为阴茎动脉发生病变或异常而引起的勃起功能障碍。应用药物性阴茎双功能超声检查(PPDU)可以了解海绵体动脉的直径、收缩期最大流速及血流加速度。

4. 静脉性勃起功能障碍　指因为阴茎静脉发生病变或异常而引起的勃起功能障碍。应用海绵体测压和海绵体造影可以了解有无静脉瘘。

5. 甲状腺疾患　甲状腺疾患与阳痿存在着明显的联系,甲状腺患者阳痿的出现也是常见的;然而在临床上却很少见到因阳痿而就诊的。其原因有,一是其他症状较重,掩盖了阳痿所造成的影响,患者无心顾及性功能的状态;二是由于传统观念的影响使患者难于启齿;三是患者的自我抑制,认为就不应该考虑和谈及此事;其四,是内科或外科医生根本没有认识到这种情况,认为无需特别的关照和治疗。实际上医生在这方面考虑和指导将产生有利于疾病康复的效果。甲状腺疾病的诊断就是根据症状和测定血中的T3、T4水平(T3是血液中的三碘甲腺原氨酸,T4是血液中的甲状腺素)。这两种激素的含量水平基本反映了甲状腺功能状态,是一种必要的检查。

【辨证要点】

1. 辨寒热　寒证常因寒邪侵犯肝经,滞留不去,导致气滞血凝而阳痿,可出现少腹胀痛,遇冷加重,遇热则缓等;热证常因情志不遂,肝气郁结,久蕴化热,导致滞气机而阳痿,且急躁易怒,咽干口苦等。

2. 辨虚实　虚证常因年高体弱,久病及肾,虚劳过度,肾气不充,导致肾气亏损而阳痿,且腰膝酸软等;实证常因痰浊、瘀血阻滞经络,导致气血不荣宗筋而阳痿,且舌暗或瘀斑等。

【针灸治疗及关键技术】

1. 基本治疗

治法:补益肾气。

主穴:关元、肾俞、三阴交。

配穴：① 肾阳不足加命门、腰阳关；② 肾阴亏虚加膏肓、太溪；③ 心脾两虚加心俞、脾俞、足三里；④ 惊恐伤肾加志室、胆俞；⑤ 湿热下注加中极、阴陵泉；⑥ 气滞血瘀加膈俞、血海、太冲；⑦ 失眠或多梦加内关、神门、心俞；⑧ 食欲缺乏加中脘、足三里；⑨ 腰膝酸软加志室、阳陵泉。

操作：主穴用毫针补法，可用灸法；针刺关元针尖略向下斜刺，使针感向前阴放散。配穴按虚补实泻操作。

2. 其他治疗

(1) 耳穴：选肾、肝、心、脾、外生殖器、神门、内分泌、皮质下。每次选 3~5 穴，针刺施以弱刺激，每日或隔日 1 次。或用揿针埋藏或用王不留行贴压。

(2) 穴位注射：取关元、三阴交、肾俞、足三里。可以鹿茸精、胎盘组织液、黄芪注射液、丹参注射液、丙酸睾酮 5 mg 或甲钴胺注射液，每次每穴注入药液 0.5~1 mL，隔日 1 次。用当归注射液，或维生素 B_1 注射液，或用维生素 B_{12} 注射液，每穴注射 0.5 mL，隔日 1 次。

第八节 养生保健

延缓衰老

人体的生长、发育、衰老与脏腑功能和经络气血的盛衰关系密切。肾气亏虚、肾精不固是导致衰老的根本原因。肾脏所藏之精是人身阴阳气血之本，对人的生长、发育、衰老起着决定性的作用。随着肾气的衰退，五脏六腑、经络气血的功能也日渐衰退，阴阳失去平衡，衰老也就伴随而生。

【诊断要点】

临床主要表现为思维活动减慢，表情淡漠，反应迟钝，记忆力下降，肌肉活动的控制与协调困难，动作缓慢，神疲乏力，形寒肢冷、腰膝酸软，眩晕耳鸣，失眠健忘，发脱齿摇等老化症状。因机体抵抗力低下,易患多种老年性疾病。

【辨证要点】

1. 肾精亏损　头晕健忘、耳鸣耳聋、牙齿脱落松动、神疲倦怠、四肢不温、腰膝酸软、小便频数、余沥不尽、夜尿多、性功能减退。舌红少苔,脉沉细。

2. 脾胃虚弱　面唇少华,食欲缺乏,纳食不多,食后腹胀,神疲乏力,心悸气短,嗜睡懒言,大便溏薄或便秘,或见头重如裹,脘腹胀满,口多涎沫。舌淡苔白,脉细弱。

3. 脑神失养　睡得迟,醒得早,睡得浅,打盹多,记忆力减退,注意力分散,思维迟钝,反应缓慢,行动迟缓,步履蹒跚,动作难以持久,感觉麻木迟钝,性格改变。舌淡少苔,脉细弱或细数。

【针灸治疗及关键技术】

1. 基本治疗

治法:协调脏腑,补益气血。

主穴:肾俞、关元、足三里、三阴交、百会、风池。

配穴:① 肾精亏损加命门、太溪;② 脾胃虚弱加脾俞、中脘;③ 脑神失养加神庭、内关。

操作:诸穴均常规针刺,可针灸并用,多用补法。隔日1次,每周3次。

2. 其他治疗

(1) 隔药饼灸:采用补肾填精、益气健脾、活血化瘀中药做成的药饼,取中脘、神阙、关元、气海、肾俞、脾俞、足三里等穴。每次选2~4穴,隔药饼灸(随年壮),2日1次。

(2) 艾条灸:用点燃之艾条在气海、关元、膏肓、足三里等穴处施灸,患处至皮肤潮红而无灼痛感为度,每日或隔日1次。

(3) 耳针:选皮质下、内分泌、肾、心、脑。毫针刺,两耳交替应用,每日1次,每次留针20~30分钟,或用王不留行贴压,每周1次。

(4) 穴位注射:取气海、关元、足三里、三阴交、脾俞、肾俞穴。每次2穴,用黄芪注射液、当归注射液、鹿茸精注射液等,每穴注入 1~2 mL,每周 1~2 次。

脱　　发

【中西医病名】

中医病名:脱发症,属于中医"斑秃""油风"等病范畴。

西医病名:脱发性疾病包括斑秃、雄激素源性脱发(又称男性型脱发、脂溢性脱发)、化疗性脱发、老年性脱发及瘢痕性脱发等类型。

【病因病机】

发为血之余,肾主精,其华在发,故毛发全赖精血充养而生长。本病多由肝肾不足,精血亏虚,或脾胃虚弱,气血生化无源,致血虚生风;或风邪乘虚入中毛孔,风盛血燥,发失所养;或肝气郁结,气机不畅,气滞血瘀,瘀血不去,新血不生,血不养发而脱落。

【诊断要点】

头发突然成片迅速脱落,脱发区皮肤光滑,边缘的头发松动,很易拔出,拔出时可见发干近端萎缩,呈上粗下细的"感叹号"(!)样。脱发区呈圆形、椭圆形或不规则形。数目不等,大小不一,可相互连接成片,或头发全部脱光,而呈全秃。严重者,眉毛、胡须、腋毛、阴毛,甚至毳毛等全身毛发脱落而呈普秃。一般无自觉症状,多在无意中发现。常在过度劳累、睡眠不足、精神紧张或受刺激后发生。病程较长,可持续数月或数年,多数能自愈,但也有反复发作或边长边脱者,开始长新发时,往往纤细柔软,呈灰白色,类似毫毛,以后逐渐变粗变黑,最后恢复正常。

【鉴别诊断】

1. **面游风**　头发呈稀疏、散在性脱落,脱发多从额角开始,延及前头及颅顶部,头皮覆有糠秕状或油腻性鳞屑,常有不同程度的瘙痒。

2. **白秃疮**　好发于儿童,为不完全脱发,毛发多数折断,残留毛根,附有白色鳞屑和结痂,断发中易查到真菌。

3. 肥疮　多见于儿童,头部有典型的碟形癣痂,其间有毛发穿过,头皮有萎缩性的瘢痕,真菌检查阳性。

【辨证要点】

1. 血热风燥　突然脱发成片,偶有头皮瘙痒,或伴头部烘热,心烦易怒,急躁不安,苔薄,脉弦。

2. 气滞血瘀　病程较长,头发脱落前先有头痛或胸胁疼痛等症,伴夜多噩梦,烦热难眠,舌有瘀斑,脉沉细。

3. 气血两虚　多在病后或产后,头发呈斑块状脱落,并呈渐进性加重,范围由小而大,毛发稀疏枯槁,触摸易脱,伴唇白,心悸,气短懒言,倦怠乏力,舌淡,脉细弱。

4. 肝肾不足　病程日久,平素头发焦黄或花白,发病时呈大片均匀脱落,甚或全身毛发脱落,伴头昏,耳鸣,目眩,腰膝酸软,舌淡,苔剥,脉细。

【针灸治疗及关键技术】

1. 基本治疗

治法:养血祛风,活血化瘀。以督脉和患部腧穴为主。

主穴:脱发区、百会、风池、太渊、膈俞。

配穴:① 血热风燥加大椎、曲池;② 气滞血瘀加太冲、血海;③ 气血两虚加气海、血海、足三里;④ 肝肾不足加肝俞、肾俞。

脱发病灶在前头加上星、合谷、内庭;病灶在侧头加率谷、外关、足临泣;病灶在头顶加四神聪、太冲、中封;病灶在后头加天柱、后溪、申脉。

操作:脱发区从病灶部位四周向中心沿皮刺;风池注意针刺方向和深浅,防止损伤延髓;膈俞不可直刺、深刺;余穴均常规针刺。

2. 其他治疗

(1)梅花针:叩刺部位是脱发部位,一般每处叩刺2~3 mm,直至局部头发出现潮红充血,甚至轻微渗血为度。2天1次,10次为 1 个疗程。

(2) 鲜姜擦，或隔姜灸：姜擦法是用鲜姜切开，在斑秃处擦至皮肤微红为止，每日 1 次，或每日用七星针叩刺，每天用姜擦交替进行治疗。隔姜灸是将厚度为 0.2～0.3 cm、中央刺有数个小孔的鲜姜片贴于患处，其上置直径 2 cm、高 2 cm 的艾炷，由炷顶点燃施灸，以皮肤有温热感而不烫为度。

(3) 生发酊：以补骨脂 50 g、侧柏叶 50 g、桑白皮 30 g、苦参 30 g、何首乌 30 g、枸杞子 30 g、红花 50 g、花椒 50 g 共 8 味药制成生发酊，蘸药擦患处。

(4) 艾条灸：用点燃之艾条在斑秃之部位熏灸，主要灸患处至皮肤潮红而无灼痛感为度，每日 1 次，10 次为 1 个疗程。

戒烟综合征

【中西医病名】

中医病名：戒烟综合征。

西医病名：戒烟综合征。

【病因病机】

初始染烟时，烟毒由鼻道入体内，肺先受之，宣肃失职，引起自然界清气吸入不足，水谷之气和清气合成宗气，致宗气不足，不能贯心脉以资心气，心气不足，神失所养，心神被烟毒所摄，故不安而神乱，吸烟后则欣快，皆为神乱之化；日久因元阳透支出现肾阳亏损，阻碍气机，清阳不升则元神失养，脑海空虚；气道开泄则全身之气皆失，易为虚之证。综上所述，本病病位主要在肺、脑，病因属虚实夹杂证。

【诊断要点】

本病根据美国《精神障碍诊断与统计手册》进行诊断，内容如下：

1) 每日应用尼古丁至少数周。

2) 突然停用尼古丁或减少用量，在随后的 24 小时内出现下列

4项以上：① 心境恶劣抑郁；② 失眠；③ 激惹，沮丧，或发怒；④ 焦虑；⑤ 坐立不安；⑥ 心率减慢；⑦ 食欲增加或体重增加。

3) 由于上列2)的症状产生了临床上明显的痛苦烦恼，或在社交、职业、和其他重要方面的功能缺损。

4) 这些症状并非由于一般躯体情况所致，也不可能归于其他精神障碍。

【鉴别诊断】

临床上应排除与滥用药物而导致的戒断综合征、对巴比妥类或苯巴比妥类高度敏感者、妊娠、躯体性疾病外，还需与精神错乱或精神分裂相鉴别，后者往往具有某种性格倾向或素质，在某种精神创伤或刺激下而发病，持续时间较长，经过心理性治疗可恢复。

【辨证要点】

1. 肺脾气虚　倦怠乏力，咳嗽声低，精神不集中、头痛、嗜睡、纳食不振、口淡无味，苔薄白，脉细缓。

2. 肺胃热毒　口干、鼻燥、咳嗽痰多、咳吐黄痰，舌红苔黄，脉弦数。

3. 心火亢盛　烦躁易怒，汗出，口干胸闷，坐卧不安，苔黄燥，脉弦大或微数。

【针灸治疗及关键技术】

1. 基本治疗

治法：宣肺化痰，宁心安神。

主穴：尺泽、丰隆、合谷、百会、神门、甜美穴（位于列缺与阳溪之间）。

配穴：① 胸闷、气促、痰多加膻中、内关；② 咽部不适加天突、列缺、照海；③ 烦躁加通里、内关；④ 精神萎靡加脾俞、足三里；⑤ 肌肉抖动加水沟、太冲。

操作：甜美穴直刺0.3寸，尺泽、丰隆、合谷毫针泻法。百会、神门平补平泻。留针30分钟，每日1～2次。

2. *其他治疗*

(1) 耳针：选肺、口、内鼻、皮质下、交感、神门。毫针刺，留针15分钟，每日1次，两耳交替应用；或王不留行压丸，每日按压3~5次，特别有吸烟要求时及时按压，能抑制吸烟的欲望。

(2) 电针：按针灸处方针刺得气后接通电针仪，以疏密波或连续波强刺激20~30分钟。每日1次。

慢性疲劳综合征

【中西医病名】

中医病名：虚劳、头痛、失眠、郁证、眩晕等病症。

西医病名：慢性疲劳综合征(CFS)。

【病因病机】

疲劳是人体气、血、精、神耗夺的具体表现，而气、血、精、神皆由五脏所化生。外感病邪，多伤肺气；思虑过度，暗耗心血，损伤脾气；体力过劳或房劳过度则耗气伤精，损伤肝肾；情志不遂，肝气郁结；各种因素导致五脏气血阴阳失调是本病发病的总病机。

【诊断要点】

根据美国疾病控制中心(CDC)对CFS修订的诊断标准，同时符合以下1)、2)两项标准，可诊断为CFS；只符合1)项标准则诊断为特发性慢性疲劳。

1) 反复或持续发作的原因不明的严重疲劳，导致社会、工作、接受教育和个人生活能力下降，休息后不能缓解，持续时间超过6个月。

2) 具备下列症状中至少4项或以上：① 注意力或短期记忆力明显下降；② 颈部或腋下淋巴结肿大；③ 咽痛；④ 关节疼痛且多发、不伴红肿；⑤ 肌纤维痛；⑥ 反复发作的头痛；⑦ 睡眠质量不佳，不能缓解疲劳；⑧ 活动引起的疲劳持续时间超过24小时。

【鉴别诊断】

1. *纤维肌痛* 一种以慢性骨骼肌肌肉疼痛及疲劳为主要表现

的疾病,常见于年龄在 20～50 岁的女性。症状表现为承受力有限,早晨起床时身体有僵硬感,在颈、肩、背部上区和下区,以及臀部区域有大面积瘙痒和僵硬感。与 CFS 不同的是,纤维性肌痛在诊断标准中肌痛及多个压痛点是必需症状。

2. 缺铁性贫血　症状表现为疲劳,皮肤、黏膜苍白,头晕,气短,晕眩发作,冷过敏,情感冷漠,烦躁易怒和注意力降低。结合相关血常规、铁代谢实验室检查可鉴别。

3. 甲状腺功能减退　由于甲状腺激素合成及分泌减少,或其生理效应不足所致机体代谢降低的一种疾病。症状可表现为疲劳,异常的皮肤干燥和粗糙,体重增加,易患感冒,经血过多等,结合甲状腺功能检查可鉴别。

【辨证要点】

1. 肾气亏虚　多见头晕目眩,耳鸣,精神萎靡,注意力难以集中,腰膝酸软,女性患者则明显的月经不调,男性患者出现阳痿,舌淡苔薄白,脉沉细。

2. 肝气郁结　多见咽干口苦,烦躁易怒,情志抑郁,精神萎靡,纳少便干,胸闷胁痛,舌红少苔,脉细数。

3. 脾气不足　多见精神萎靡,倦怠乏力,纳呆食少,四肢怠惰,大便溏薄,舌淡胖,苔白略厚,有齿印,脉滑缓。

4. 心脾两虚　多见精神疲倦,四肢困倦,食少便溏,腹部饱胀,伴心悸心慌,多汗,头昏脑涨,舌淡,苔白,脉濡。

5. 肺气亏虚　多见气短,动则益甚,少气懒言,自汗乏力,咳嗽无力,时寒时热,平素容易感冒,面色苍白或萎黄,舌淡,脉虚无力。

【针灸治疗及关键技术】

1. 基本治疗

治法:补益气血,调理气机。

主穴:心俞、脾俞、肝俞、肾俞、肺俞、膻中、足三里、关元、中脘、百会。

配穴:① 肾气亏虚加气海、命门;② 肝气郁结加太冲、内关;

③ 脾气不足加太白、三阴交;④ 心脾两虚加神门、三阴交;⑤ 肺气亏虚加列缺、定喘;⑥ 失眠、多梦、易醒加安眠、内关、神门、照海、申脉;⑦ 健忘加印堂、水沟。

操作:主穴用补法。膻中、中脘、百会用平补平泻法。

2. 其他治疗

(1) 拔罐法:选足太阳经背部第一、第二侧线,用火罐行走罐法或闪罐法,以背部潮红为度。

(2) 穴位注射:取足三里、背俞穴,每次 2 穴,用黄芪注射液、丹参注射液等,每穴注入 1～2 mL,每周 1～2 次。

(3) 耳针:取肾、心、肝、脾、脑、皮质下、神门、交感。每次选 3～5 穴,用王不留行贴压。两耳交替,每隔 2～3 日 1 换。

(4) 皮肤针:轻叩督脉,夹脊穴和背俞穴,每次 15～20 分钟。每日 1 次。

单纯性肥胖症

【中西医病名】

中医病名:中医无对应病名,但有"其人色白而肥,肌肉柔软"的记载。

西医病名:单纯性肥胖。

针灸减肥,以治疗单纯性肥胖为主。

【病因病机】

肥胖的病因主要与禀赋、饮食、劳逸、情志、脏腑功能失常有关。本病的病理机制为本虚标实,是在内外因素的作用下,脏腑功能失调,导致水湿痰浊等壅盛于体内,本病病位在脾和肾,兼及肺、心、肝。本虚主要是脾肾不足,运化失司;标实主要是痰、湿、热或肝气郁结所致。

【诊断要点】

身体质量指数(BMI),其计算方法:BMI＝身体质量(Kg)/身高^2(m^2)。我国成人 BMI 18.5～23.9 为正常范围,BMI＜18.5 为体重过低,BMI≥24为超重,BMI≥28为肥胖;男性腰围≥85 cm、女性腰围≥80为腹部脂肪积聚。

单纯性肥胖症者脂肪分布均匀,面肥颈壅,项厚背宽,腹大腰粗,臀丰腿圆。轻度肥胖常无明显症状,重度肥胖多有疲乏无力,动则气促,行动迟缓,或脘痞痰多,倦怠,恶热,或少气懒言,动则汗出,甚至面浮肢肿等。

【鉴别诊断】

肥胖病的鉴别诊断主要是单纯性肥胖与症状性肥胖的鉴别。症状性肥胖主要有以下几种。

1. 下丘脑性肥胖　脂肪分布以面、颈部及躯干部显著,皮肤细嫩,手指尖细,常伴有智力减退、性腺发育不良、尿崩症、甲状腺及肾上腺皮质功能不全等,头颅CT或MRI及内分泌功能测定有助于明确诊断。

2. 库欣综合征　多为进行性向心性肥胖,常有满月脸、水牛背,以躯干尤其是腹部肥胖为主,内脏脂肪明显增加而四肢相对较瘦。

3. 甲状腺功能减退　常伴基础代谢率明显降低,体重增加多为中度,多有黏液性水肿。甲状腺功能测定可鉴别。

4. 多囊卵巢综合征　除肥胖外,常有多毛,毛发呈男性化分布,月经稀少或闭经。B超可见多囊卵巢,实验室检查显示LH/FSH>3。

【辨证要点】

1. 痰湿闭阻　肥胖以面、颈部为甚,按之松弛,头身沉重,心悸气短,胸腹满闷,嗜睡懒言,口黏纳呆,大便黏滞不爽,间或溏薄,小便如常或尿少,身肿,舌胖大而淡,边有齿痕、苔腻,脉滑或细缓无力。

2. 胃肠湿热　体质肥胖,上下匀称,按之结实,多食善饥、口干舌燥,多饮,怕热多汗,小便短赤,大便干结,舌红苔黄,脉数或滑。

3. 肝郁气滞　胸胁胀满,连及乳房和脘腹,时有微痛,走窜不定,每因情志变化而增加,善叹息,多见于青、中年或更年期女性,失眠,多梦,舌暗红,舌苔白或薄腻,脉细弦。

4. **脾虚气弱** 肥胖嗜睡,气短神疲,痰多纳呆,眩晕,面色淡黄浮肿,男性多有阳痿,舌淡嫩、水滑或有齿痕,脉浮滑无力。

5. **脾肾阳虚** 多见于中老年人或反复恶性减肥并反复复弹者,肥胖浮肿,纳多善饥,腰酸怕冷,大便多或便溏,尿频等,舌淡或舌胖,苔薄白或白腻,脉缓或迟。

【针灸治疗及关键技术】

1. **基本治疗**

治法:① 痰湿闭阻者治宜健运脾胃、化痰除湿,平补平泻法;② 胃肠湿热者治宜除湿泻热、通利肠胃,泻法;③ 肝郁气滞者治宜疏肝解郁、理脾和胃,泻法;④ 脾虚气弱证者治宜补中益气、运化脾胃,针灸并用,补法;⑤ 脾肾阳虚者治宜健脾益肾、温阳化气,针灸并用,补法。

主穴:中脘、水分、关元、天枢、大横、曲池、支沟、阴陵泉、三阴交、上巨虚、丰隆、内庭。

配穴:① 痰湿闭阻加内关、足三里;② 胃肠湿热加厉兑、合谷;③ 肝郁气滞加太冲、期门;④ 脾虚气弱加足三里、太白;⑤ 脾肾阳虚加脾俞、肾俞、命门;⑥ 腹部肥胖加归来、下脘、中极;⑦ 少气懒言加气海;⑧ 心悸加神门、内关;⑨ 胸闷加膻中、内关。

操作:背俞穴注意针刺方向及深度,以免伤及内脏;脾胃虚弱,真元不足者可灸天枢、上巨虚、阴陵泉、三阴交、足三里、气海、关元等穴。其他腧穴根据患者肥胖程度及取穴部位不同比常规刺深 0.5~1.5 寸。针后按摩,嘱患者适当控制饮食。

2. **其他治疗**

(1) 耳针:选脾、胃、内分泌、三焦、饥点、皮质下等穴。每次 3~5 穴,毫针刺,或用王不留行贴压,每次餐前 30 分钟压耳穴 3~5 分钟,有灼热感为宜。

(2) 电针:按针灸处方,在针刺得气的基础上接电针治疗仪,用连续波或疏密波刺激 30~40 分钟。每 2 日 1 次。

(3) 穴位埋线：采用羊肠线治疗，取穴：天枢、中脘、大横、滑肉门、带脉、足三里、脾俞、肾俞。配穴：① 气虚加气海；② 湿盛加丰隆；③ 大腿部肥胖加风市、伏兔；④ 手臂部肥胖加臂臑。每 15 天治疗 1 次，每次取穴 5～10 个，治疗 3 次为 1 个疗程。